OHSAMA BUNKO

数字でわかる
人体のヒミツ

「数字でわかる人体の奇跡」研究会

三笠書房

〈はじめに〉　知らないことだらけの「あなたの体」がここまでわかる！

知っていますか？　今日も、

・**あなたの肺**は1万3000リットルの空気を吸いこみ
・50本の髪の毛が**あなたの頭皮**から抜け落ちて
・**あなたのお腹**ではなんと100兆個もの菌が暮らしている

ことを。頭のてっぺんから内臓の奥深くまで、私たちの体には、まだまだたくさんの驚きが秘められているのです。本書ではそれらの謎を具体的な数字で読み解きながら、探っていきます。

どんなに科学が進歩を遂げても、「人体」を超える性能を持つロボットはつくれません。毎日がんばって私たちの生命を支えている体のありがたみを、本書を通してきっと実感できることでしょう。

目次

1章 しぶとすぎる！ 予想の何倍？ 私たちの「生命力」

2章 意外とアテになる！ 驚異の「感覚」

するどすぎる！

3章 精密すぎる! そういえばうまくやってる よくできた「器官」

4章

けなげすぎる！
寝る間もなく　はたらき続ける「細胞・血液」

5章 心あたりがありすぎる! 人には教えたくない? 「性」の話

Column　人体と時間の不思議な関係

図版作成　株式会社 Sun Fuerza

1章

しぶとすぎる！

予想の何倍？　私たちの「生命力」

高度2万mで人は爆発

――ハリー・ポッターの「空飛ぶほうき」は危険!?

誰もが一度は「空を飛びたい」と思ったことがあるだろう。マンガやアニメの世界では、不思議な道具や魔法の粉で空を飛ぶことができるが、高く飛びすぎには注意だ。

低酸素状態で起こる高山病は、高度2500メートル以上のところに急に登ると、8～24時間で発症することが多い。

主な症状は、頭痛・吐き気・めまい・息切れなどである。一般的に、数日以内に症状は軽減、自然消失するといわれているが、重症になると呼吸困難に陥《おちい》ることがある。

では、これ以上の高度ではどうなのだろうか。

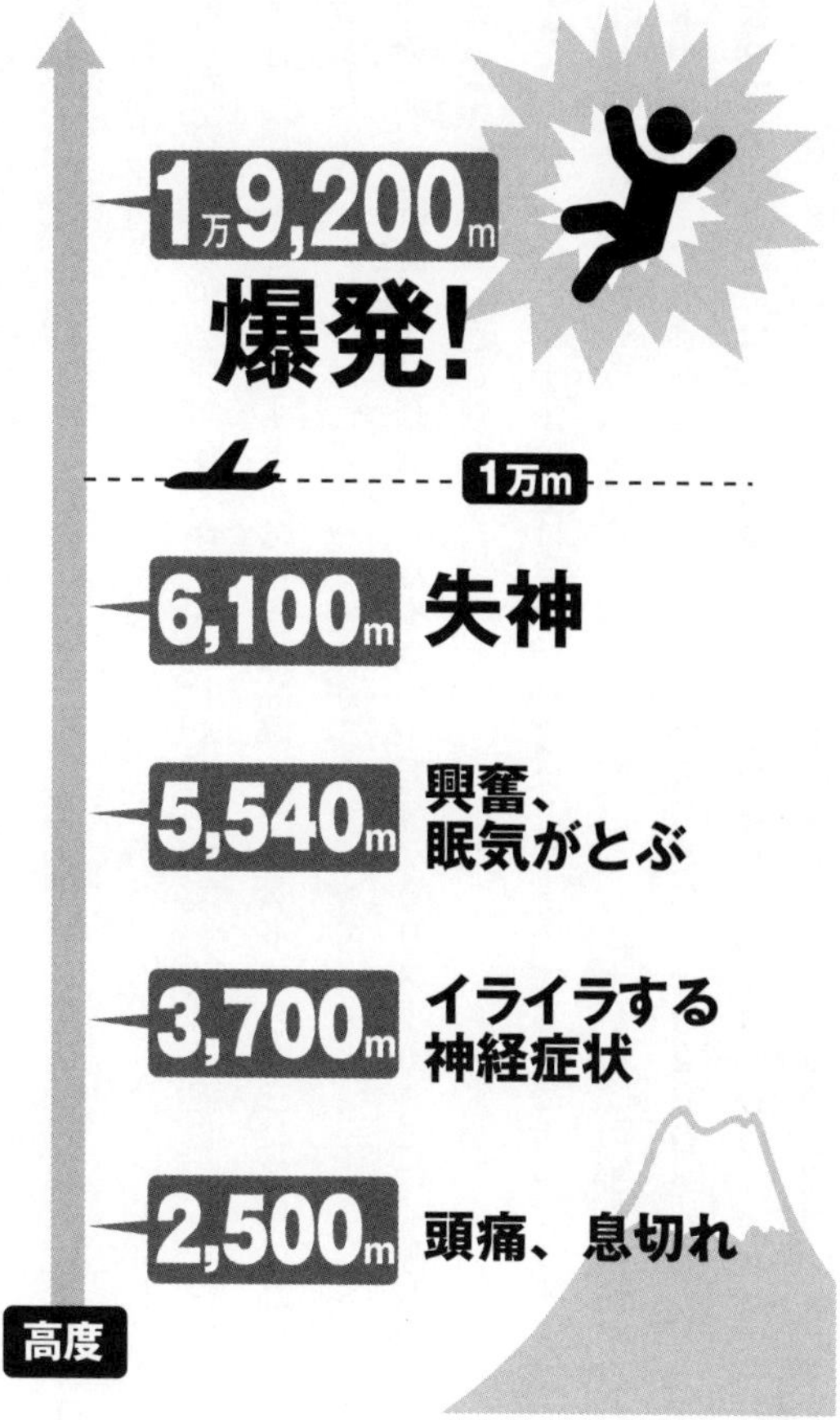
1万9,200m
爆発!
1万m
6,100m
失神
5,540m
興奮、
眠気がとぶ
3,700m
イライラする
神経症状
2,500m
頭痛、息切れ
高度

《イライラ……からの失神!?　登山は本当に命がけ

富士山は標高3776メートルだが、それとほぼ同等の高度3700メートルほどになると気持ちがイライラしてくる。これが、5540メートルくらいになると興奮し始め、眠気がとび、6100メートル以上ではついに失神してしまうのだ。

では、標高8848メートルの世界最高峰エベレストよりさらに高度の高い地点に立ったとき、人体にはどのような変化が現われるだろうか。

理論上、飛行機の巡航《じゅんこう》高度よりやや高い1万3700メートルでは、酸素マスクがあっても生存は困難である。

また、気圧の低い富士山頂では、水が88度ほどで沸騰するためカップラーメンがうまく作れない、という話を聞くだろう。高度がさらに上がる（つまり気圧がさらに下がる）と、水の沸点はもっと下がってゆき、**高度1万9200メートル、つまり約2万メートルでは体中の水分が沸騰して爆発してしまう**という。

ただ、飛行機や宇宙ロケットの内部は気圧が調整されているので問題はない。

生存可能な水深は330m
——深海魚と闘ってはいけない

水の中には水圧が存在し、10メートル深くなるごとに、1気圧増えていく。たとえば、100気圧という値が示すのは、1平方センチメートルに100キログラムの力、すなわち1平方メートルあたりでは、なんと1000トンもの力がかかっているということだ。

現在、素潜《すもぐ》りの世界記録は、2007年に推進器につかまって急速に潜るノー・リミッツという競技で、オーストリアのハーバート・ニッチが記録した水深214メートルだ。スキューバダイビングの場合は、エジプトのアフメド・ガマル・ガブルが2014年に出した332・35メートルが最も深い。

つまり、人間が耐えられる深さは約330メートルといえるだろう。

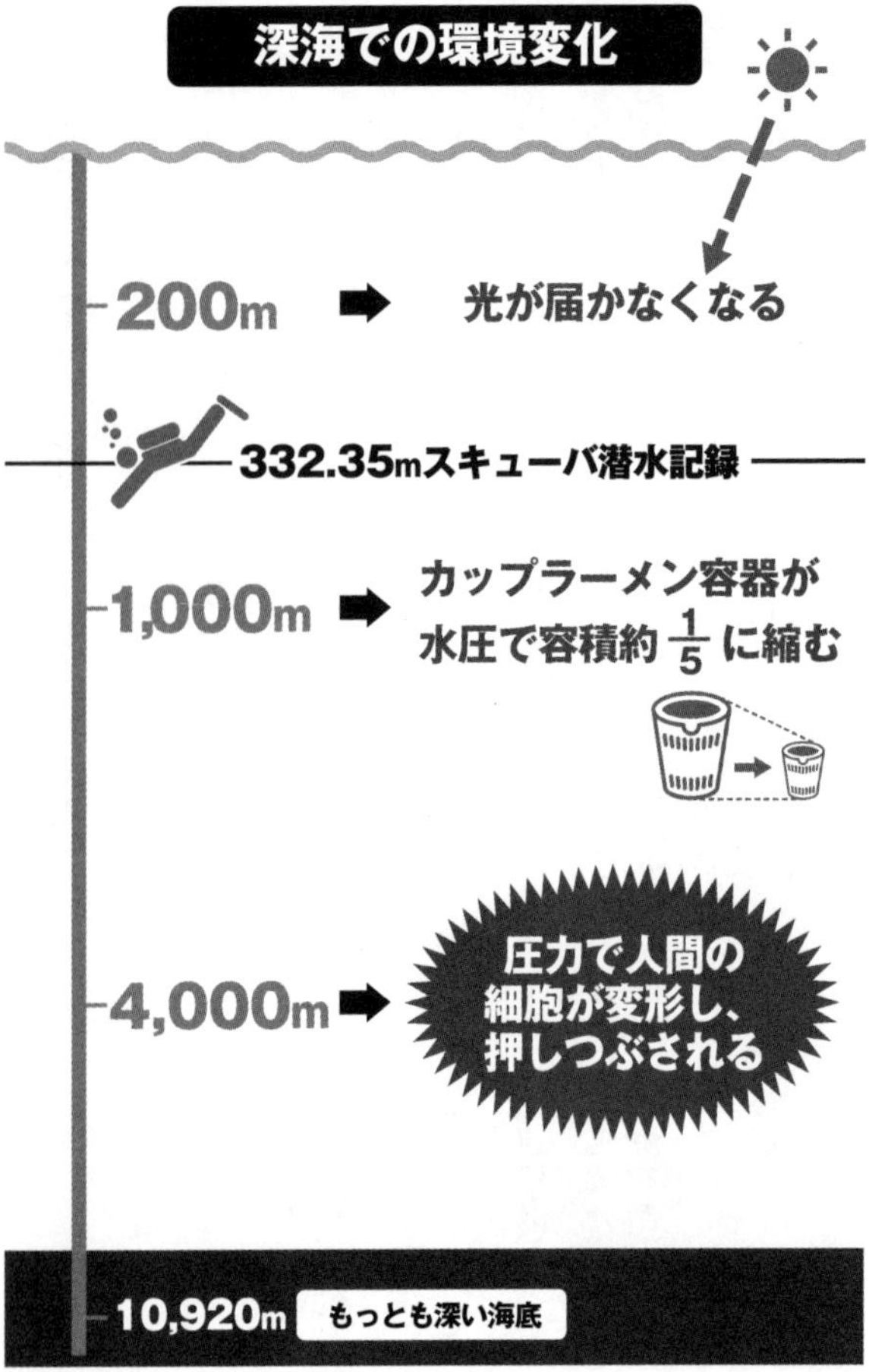
深海での環境変化
200m
光が届かなくなる
332.35mスキューバ潜水記録
1,000m
カップラーメン容器が
水圧で容積約1/5に縮む
4,000m
圧力で人間の
細胞が変形し、
押しつぶされる
10,920m
もっとも深い海底

《深海から急浮上すると肺が破裂!?

また、水圧は人体への影響のほかにも、酸素も圧縮してしまう。

地上では1リットルの酸素も、水深30メートルではその4分の1である250ミリリットルまで圧縮されてしまう。そのため、**急浮上してしまった場合は、肺の中の空気がふくれて肺が破裂する**こともあるのだ。

ではなぜ、深海魚は深海でも生きることができるのか。

それは、水圧につぶされず、変形しにくい特殊なタンパク質を持っているからである。

また通常、魚の浮き袋には空気が入っているが、深海魚の浮き袋には脂肪やワックスがつまっているため、高い水圧でもつぶれずに浮力を保つことができる。

逆に、深海で圧力の高い環境に適応している深海魚は、地上などの減圧された環境にくると眼球が飛び出したり、体中のガスが急にふくらんで、破裂したりしてしまうのだ。

死体は2倍にふくれあがる！

——人はなぜ「身元不明」になってしまうのか

死体には、死んだ直後から様々な変化が起きる。

このうち初期に現われる現象を「早期死体現象」といい、体温低下・死後硬直《こうちょく》などがこれに当たる。その後、続いて現われるのが「晩期死体現象」である。腐敗《ふはい》が始まるのもこの時期だ。季節や天候、死体の置かれた環境などによっても異なるが、腐敗はおおむね死後50時間程度で起きるとされている。

« 人体中の微生物が腐敗ガスを発生させる

これは生前、消化器系の臓器に存在していた腸内細菌などの微生物により、人体の有機物が分解されるのが原因だ。自己の持つ酵素もこれに関わるとされている。

結果として、**腸内で発生した腐敗ガスが全身に充満し、眼球が飛び出たり、顔面**

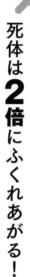

なぜ死体がふくらむのか？

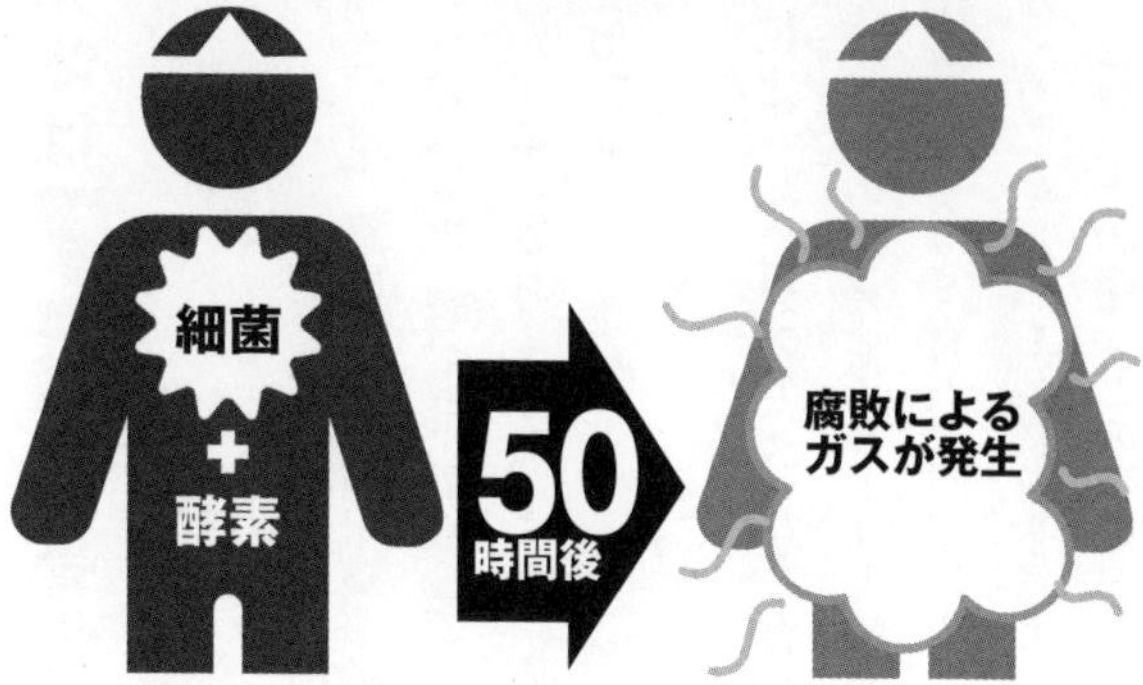

が膨張《ぼうちょう》したりする。この現象は胸部や四肢にも及び、体は生前の倍にまでふくれあがる。こうなると、見知った人間にも故人の判別は難しい。

一方、5度以下の低温下では、腐敗はほとんど進行しない。また、部位にもよるが、刺されて死亡した場合、ガスが傷口から漏出《ろうしゅつ》するため、死体があまり膨張しないこともある。

人が亡くなってから火葬までに時間のかかる場合などは、ドライアイスを用いて温度を下げたり、「エンバーミング」という殺菌・防腐《ぼうふ》処置をしたりして、腐敗を防いでいるのだ。

死体は7日で白骨化する

——どんな葬られ方を望みますか？

人間の死体は、腐敗後は細胞組織が融解《ゆうかい》して、最終的には骨だけが残る。ただ、7日というのは夏の高気温下の場合で、冬で気温が低い場合などは、白骨化《はっこつか》するまで数カ月かかるとされている。また、**周囲からの影響によって白骨化のスピードは大きく変化する。**

《環境によっては天然ミイラができる!?

たとえば動物の死体を主食とする腐食《ふしょく》動物が近くにいれば、場合によっては1日で白骨化してしまう。有名なハイエナのほか、ハシブトガラスも腐食動物である。そのほか、ウジや昆虫も死体を損壊《そんかい》し、白骨化を早める。

水中や乾《かわ》いた土の中などの環境の差でも、白骨化までの時間は変化する。水中で

死体が白骨化するまで

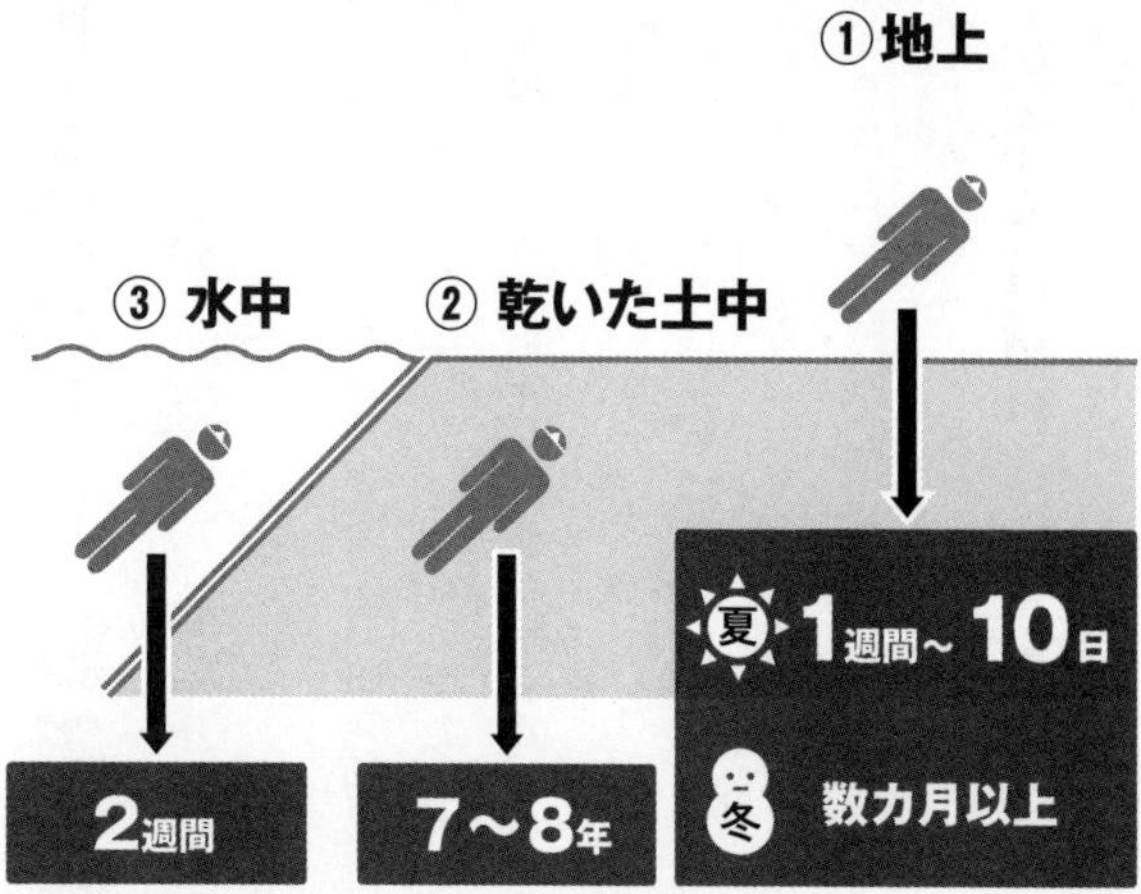

は2週間ほど、土中では7～8年と、かなりの差が開いている。

土中だと時間がかかるのは、空気が流れておらず細菌が繁《はん》殖《しょく》しないため、腐敗しにくいからだ。

また、極端な乾燥《かんそう》地帯に置かれた場合も、ミイラ状態になってしまうことがある。これも、水分不足によって死体内の細菌が活動できないためである。

左利きは右利きより9年早死
――「小さな不便」があなたを蝕む

アメリカ、カリフォルニア州立大学の研究結果によると、右利きの平均寿命は75歳で、左利きはなんと9年も早い66歳だったという。この理由は、遺伝子的なものではなく、**左利きのストレスからくる結果である**という。

世の中にはやはり右利きの人間が多く、社会にある多くの物や構造が右利き用になっているため、左利きは生きづらいこともあるようだ。また、左利きがかかりやすい病気も存在する。聴覚障害やアレルギー、花粉症などの**免疫系疾患《めんえきけいしっかん》の発症率は右利きの2・5倍**とも。睡眠障害や斜視《しゃし》にもなりやすいという。

《左利きが天才といわれるゆえん

なぜ、右利きの人のほうが多いのか。生まれたての赤ん坊は利き手が決まってお

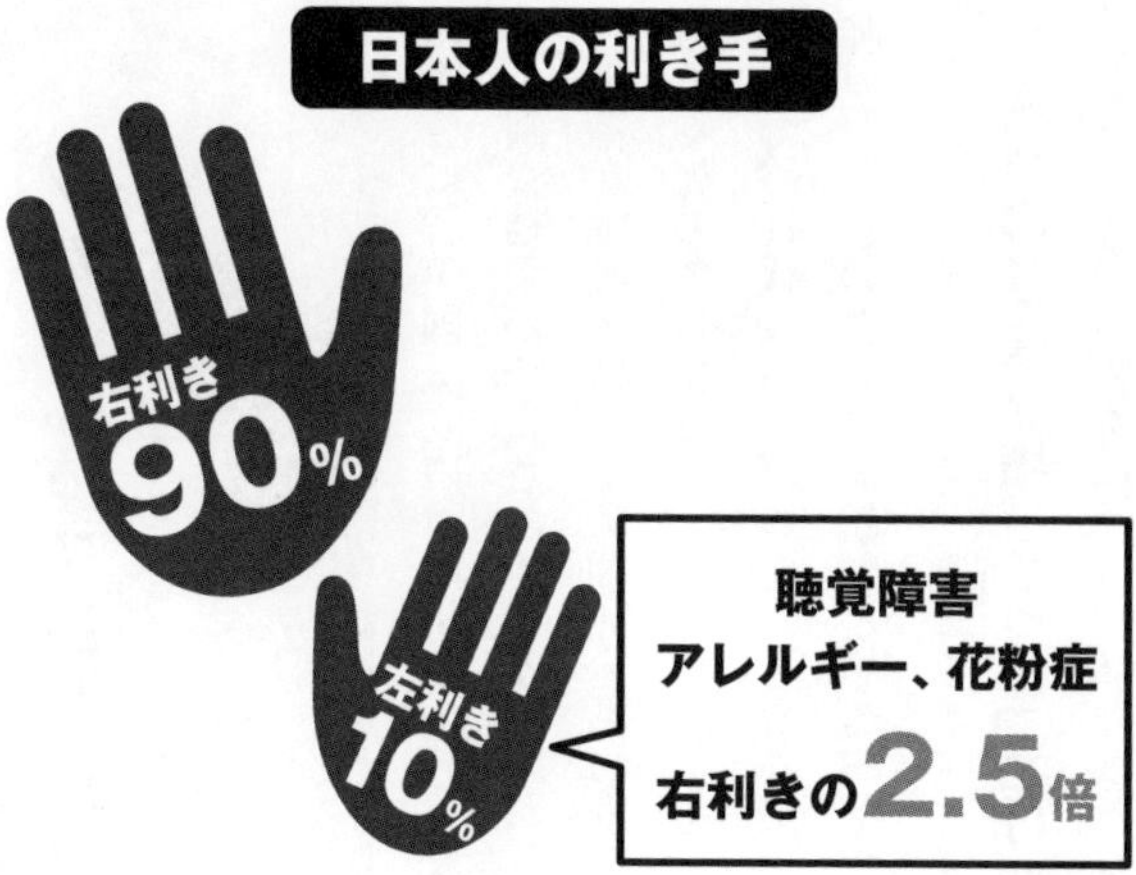
日本人の利き手
右利き
90%
左利き
10%
聴覚障害
アレルギー、花粉症
右利きの2.5倍

らず、どちらもくまなく使っている。5歳くらいで決まった手を使うようになり、その時点で左脳が発達していれば右利き、右脳が発達していれば左利きとなる。

結果として、**人間は言語を司《つかさど》る左脳のほうが発達しやすいため、自然に右利きが多くなる**のだ。左脳は言語のほか、論理的思考や計算力、分析力などを担《にな》う。

一方、左利きの場合は、右脳が発達していることになる。右脳は絵や全体像、企画力や創造力などを担っているので、左利きにはどちらかといえば、アーティスティックなタイプが多いと考えられているのだ。

タバコ1本で5分30秒寿命が縮む
――だから「なんか老けた?」と思われる

世の中では喫煙者《きつえん》の肩身がどんどん狭《せま》くなっている。それに追い討《う》ちをかけるかのように、英国王立内科医学会より、タバコ1本につき5分30秒寿命が短くなるという調査結果が発表されている。

1箱20本吸えば、1時間50分もの寿命短縮になり、**一生吸い続ければ、5〜6年も早く死んでしまう。**

また、10代からタバコをたしなんでいる喫煙者の約50パーセントが、喉頭《こうとう》ガンや肺ガンなどのタバコを起因とする病気で死に至っているという。

《疾患のリスク増、さらに「老け顔」に……

タバコは、血管を傷つけ、体に様々な病気を引き起こす。タバコに含まれるニコ

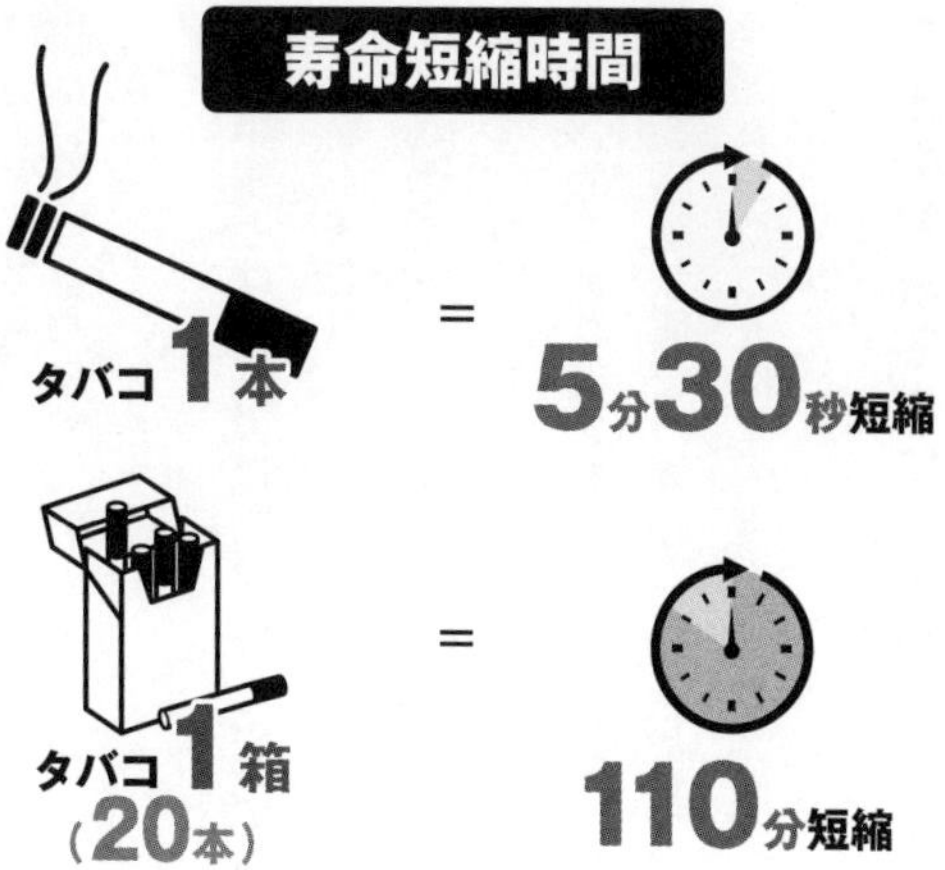

チンは、血管を細くしてしまう作用があり、血液の循環を妨《さまた》げ、血行不良が起きやすくなるのだ。

また、血液自体を固まらせる作用もあるため、血管内に大きな血栓ができやすくなり、心臓病や脳梗塞《のうこうそく》につながってしまう。

さらに、一酸化炭素の発生によって、体が酸素を取り込みにくくなる。そうすると、**血圧が上がり、血管をめぐるコレステロールが酸化。その結果、体の老化現象が加速**してしまう。

よくいわれることだが、**タバコは百害あって一利なし**の存在なのだ。

水を10ℓ飲むと水中毒に

——体に入った水分はどうなるか

水中毒《みずちゅうどく》とは、水の過剰摂取《かじょうせっしゅ》によって血液中のナトリウムイオン濃度が低下して起こる症状を指す。腎臓《じんぞう》が水を処理する速度は通常で、分速16ミリリットルになるため、これを超えて水をとり込んでしまうと過剰摂取となり、体内の成分バランスが崩れて、脳や心臓、筋肉が正常に働かなくなってしまうのだ。

具体的な症状例として、軽い疲労感や頭痛、嘔吐《おうと》、重症の場合は呼吸困難、けいれんや昏睡《こんすい》状態を引き起こしてしまう。よく水分をとる人で、常に疲れているような感覚を持つ人は、一度水中毒を疑ってみるといい。

《水の飲みすぎによる死亡ケースも

水中毒に関する研究を発表したのは、南アフリカのティモシー・ノークス博士。

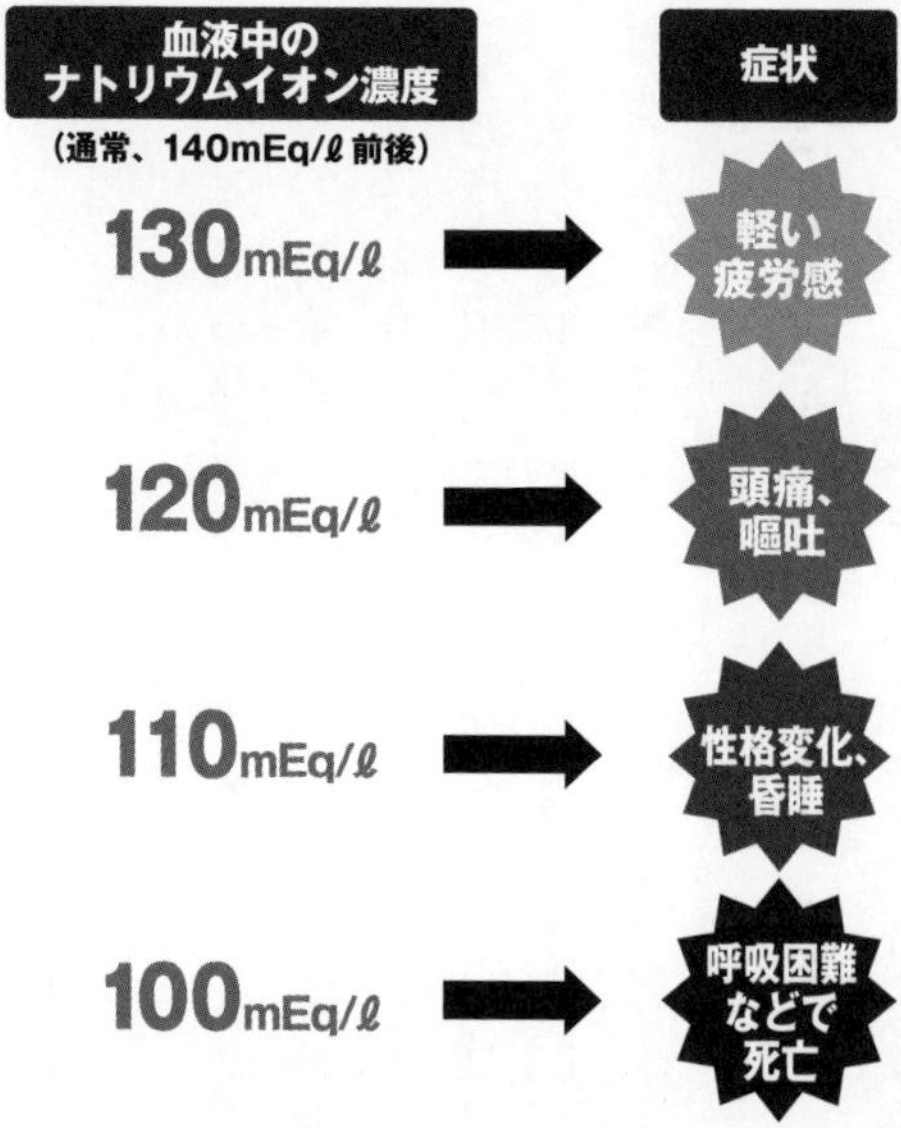

血液中の ナトリウムイオン濃度 （通常、140mEq/ℓ前後）	症状
130mEq/ℓ ➡	軽い 疲労感
120mEq/ℓ ➡	頭痛、 嘔吐
110mEq/ℓ ➡	性格変化、 昏睡
100mEq/ℓ ➡	呼吸困難 などで 死亡

水分をとりすぎる傾向にあるマラソン選手を調査したところ、250名以上に脳の膨張が見られ、7名が致命的《ちめいてき》な状態であったという。

実際のレースでこんなこともあった。

2002年に、ワシントンとボストンで行なわれたマラソンで、計2名の女子選手がこの水中毒によって死亡している。

水中毒は認知度が低いため、事故が起こりやすいのだ。

ビール大瓶を20本飲むと死亡
——アルコールは「血中濃度」しだい

アルコールの致死量はビール大瓶《おおびん》20本くらいだ。

ただ、この量より少ないとしても、イッキ飲みした場合はアルコールの血中濃度が急激に上がり、危険性が高まる。体のアルコールの分解が追いつかず、急性アルコール中毒を引き起こし、昏睡状態となって死に至ることもあるのだ。

ほどよくアルコールを楽しめる血中濃度は、0・15パーセントくらいまで。具体的な酒量としては、350ミリリットルの缶ビールをほんの少し残す程度である。

《毒にも薬にもなるアルコール

しかしながら、実は**アルコールをまったく飲まない人より、少量のアルコールをたしなむ人のほうが死亡率が低い**。これは、アルコールが血中の善玉コレステロー

アルコール血中濃度と症状

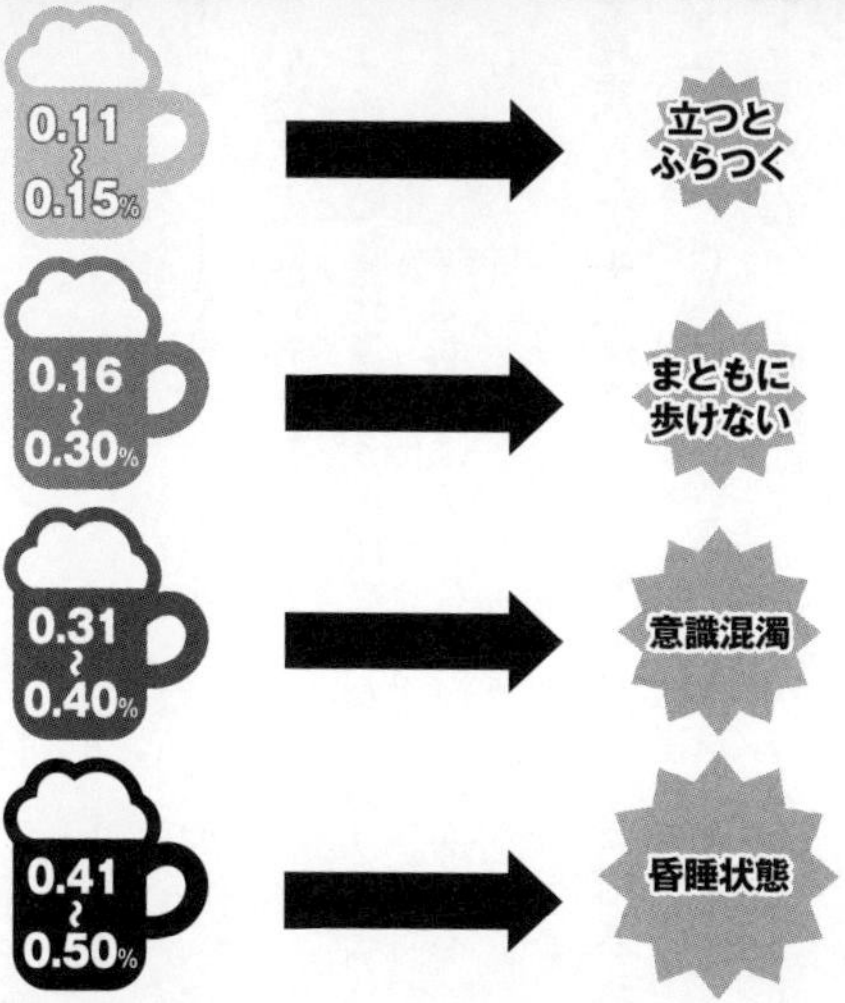

ルを増やすためだ。

さらに、ワインを選ぶようにすれば、1日2~5杯程度で**心臓病による死亡を30~39パーセント、ガンによる死亡を20パーセントも予防する効果があるとも。**

ただ、覚えておきたいのは、アルコールには麻薬と同程度の依存性があるということ。毎日飲む習慣のある人は、気づかぬうちに酒量が増えていないか自己チェックしよう。

コーヒーは一度に75杯で死亡

――ならば紅茶は？　コーラは？

日頃、コーヒーや紅茶などから気軽に摂取しているカフェイン。実は致死量《ちしりょう》が存在していたことをご存じだろうか。**カフェインの致死量は3〜10グラム**であり、これはコーヒーなら75杯、紅茶なら125杯、コーラであれば200杯ほどにあたる。

《目覚ましのカフェインもとりすぎは本末転倒？

カフェインには神経毒性があり、長年とり続けると慢性中毒となる場合もある。アルコール依存症に似たような症状で、カフェインをとらないでいると、頭痛や抑《よく》うつ的な症状が出る。ただ、アルコールや麻薬中毒とは違い、強い精神依存は起こらないことが特徴だ。

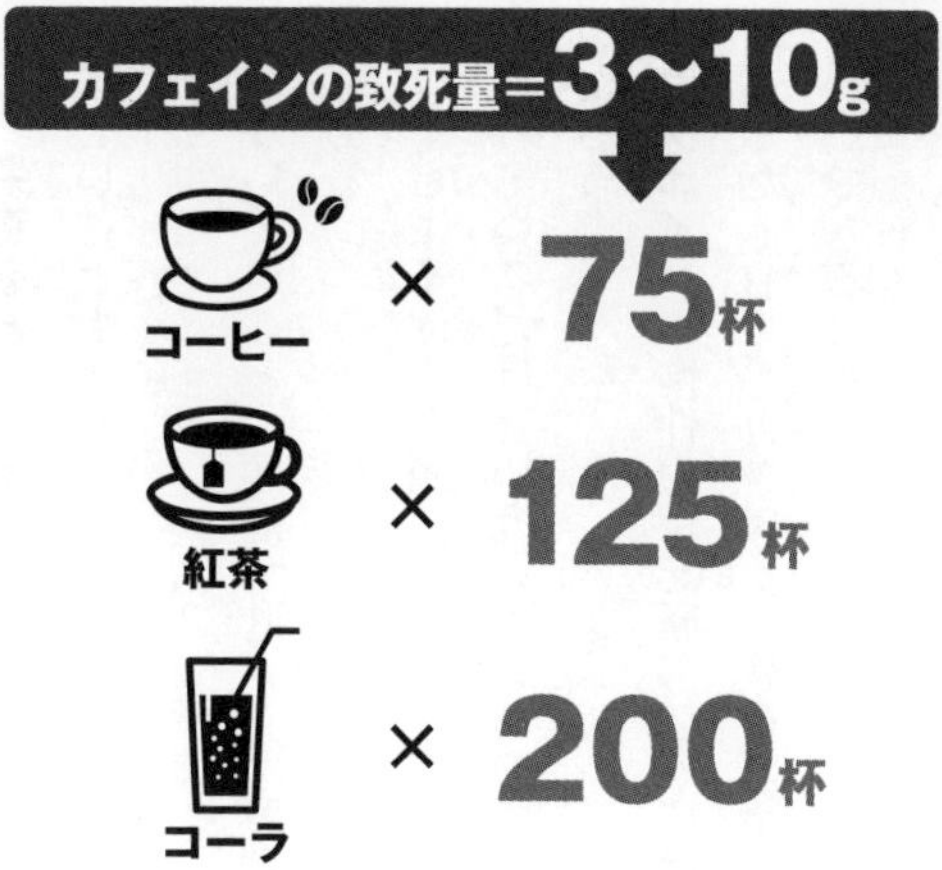
カフェインの致死量＝3～10g
コーヒー ×75杯
紅茶 ×125杯
コーラ ×200杯

また、コーヒー12～13杯を一度に摂取した場合には、カフェインによる急性中毒が起こることもある。

急性中毒の場合は、落ち着きがなくなり、不安感が訪れ、一時的な不眠などの症状が現われる。また、手足のしびれや動悸《どうき》が起こることもある。

重症の場合は、精神錯乱《さくらん》、幻覚、幻聴などを引き起こし、場合によっては自殺行為に及ぶこともあるので気をつけたい。特に、パニック障害を持つ人は、カフェインのとりすぎによってもパニック発作《ほっさ》が現われることがあるので注意する必要がある。

もしこれらの症状を起こした場合でも、**カフェインには解毒剤《げどく》などが存在しないため、栄養をとって休養するしかない**。重症の場合は、病院で胃洗浄を行なうのが望ましいこともある。

また、日頃からカフェインを多量にとり続けている人が、一定期間カフェインをとらないでいると、頭痛、吐き気、意欲・集中力の低下などの禁断症状が起こることもある。

コーヒーを飲むと頭がすっきりするという人の中には、このような禁断症状が軽減されているだけという人もいるので、必要以上にとりすぎるのは避けたほうがよいだろう。

カフェインの慢性中毒を断ち切るには、単にカフェイン類をとらなければよい。前述したとおり、カフェイン飲料は精神依存がないため自分の意志で簡単にやめることができるのだ。

肝臓は3／4切除できる
――ニョキニョキ生えてくるふしぎ

肝臓は、体内に1つしかないにもかかわらず、生体移植を行なうことができる臓器である。

なぜなら、肝臓は4分の3ほどを切り離された場合でも、約4カ月で、自力で元の大きさに戻ることができるからだ。しかも、何回でも再生することが可能。そのうえ、実は**7割程度消失したとしても、残りの部分で充分に機能を果たすことができる**のだ。

胃のようにストレスで痛むようなこともなく、人体の器官の中で一番頑丈《がんじょう》につくられているといっても過言ではないだろう。

肝臓が行なっている栄養素の分解や毒素の処理などの機能は、それほど生物にとって重要なことなのだ。

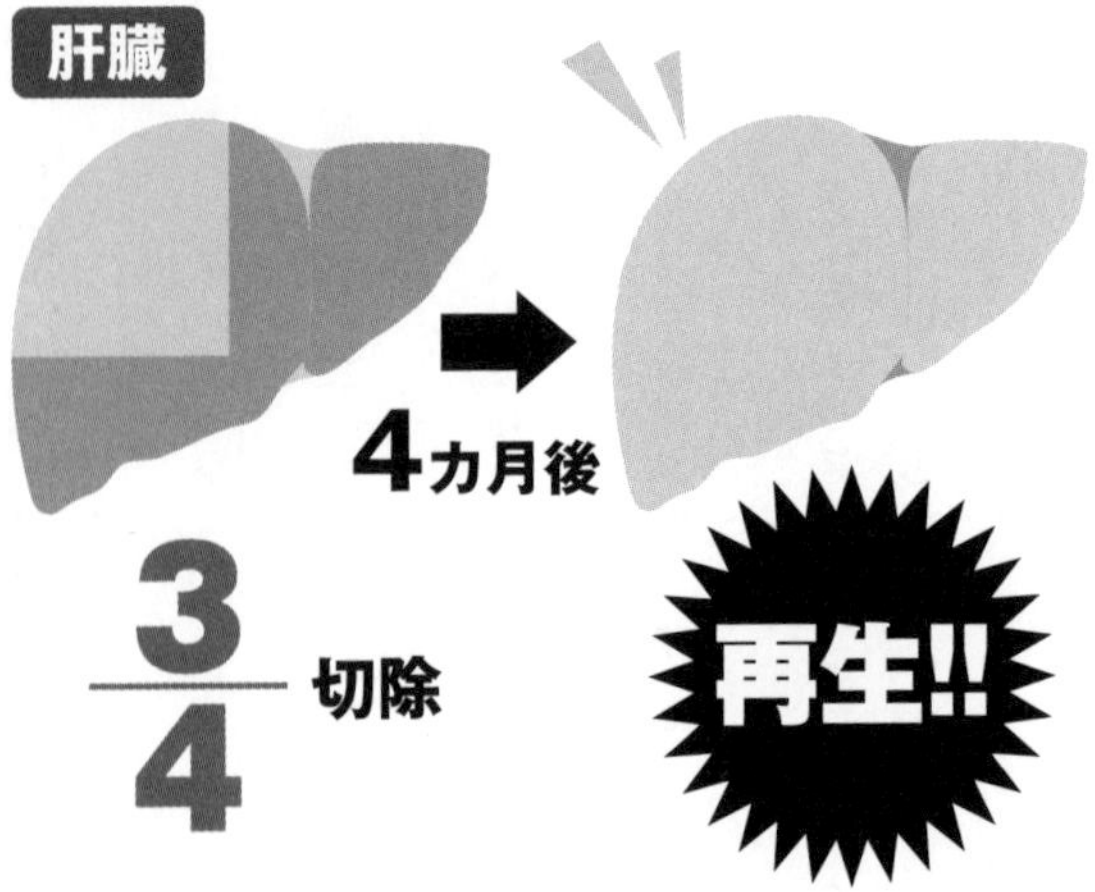

ちなみに、ネズミの肝臓も3分の2を切り取られたとしても、2~3週間もあれば元に戻る。

«「完璧な再生力」の謎

肝臓の再生メカニズムについてはまだ詳しいことは明らかになっていないが、カギを握っているのは、肝臓の中に3000億個以上つまっている肝細胞だと考えられている。

通常の細胞には、基本的に核が1つしかないが、**肝細胞には核が2つある**ことが多い。また、遺伝子情報を持つ染色体も、通常の細胞の2倍、3倍入っているものが多くみられるのだ。

ちなみに、肝臓が**再生し続けるわけではなく、ぴったりと元の大きさで再生を止める**ことについても大きな謎だとされてきた。

こちらについては近年、アメリカのベイラー医科大学分子生物学教室の研究で、そのしくみに関する大きなヒントが発見されている。

それは、コレステロールから生成される胆汁《たんじゅう》に含まれるステロイド化合物「胆汁酸」である。

肝臓の再生が始まると、胆汁酸の分泌《ぶんぴつ》は増加していく。すると、再生の効率が上がって細胞はどんどん増殖する。そして、肝臓が元の大きさまで再生すると、同時に胆汁酸の分泌が完全にストップして、細胞の増殖もぴたっと止まるのだ。

このことから、肝臓の再生作業の指揮をとっているのは胆汁酸である可能性が高いといわれている。

フグ毒による死の境界線は10時間
――こうして心臓は止まっていく

フグは、「テトロドトキシン」という名の毒を体に忍ばせている。テトロドトキシンは人間の場合、致死量がたったの2～3ミリグラムという猛毒だ。これは、青《せい》酸《さん》カリの約1000倍もの威力になるという。

《発症も早いが排出も早い

一般に、肉や精巣は無毒で、肝臓と卵巣に毒があるといわれるが、種によっては筋にも毒が入っていることがあり、素人《しろうと》には判断不可能。そのため、家庭での調理は大変危険で、専門の資格を持つ調理師がさばいたものしか口にしてはいけないのだ。

それでも運悪くテトロドトキシンにあたった場合、まず唇や舌先がしびれる。味覚や聴覚、皮膚感覚が麻《ま》痺《ひ》し、次第に指先や足も震えはじめて歩行が困難になり、

フグの毒成分
=
テトロドトキシン
人間の場合
2〜3mg
で死亡

声も出せなくなってしまう。重症の場合は血圧が低下し、呼吸困難、意識混濁《こんだく》の後、心臓が止まり命を落とす。

テトロドトキシンは、神経の電気発生を遮断《しゃだん》してしまうため、神経間の伝達ができず、**体中の筋肉がコントロールできなくなってしまう**のだ。

ただ、テトロドトキシンは8時間ほどで体内から排出されるため、10時間持ちこたえれば助かることが多い（亡くなった事例もある）。現在、解毒方法は見つかっていないが、人工呼吸による呼吸確保の処置が早ければ早いほど助かるので、しびれを感じたらすぐに病院へ。

かつて中絶はガン死の5倍だった

——統計数値を比べると見えてくるもの

現在、日本の年間死亡者数1位はガンだが、過去、ガンによる死亡者数より中絶数のほうが多い時代が長らくあった。

1950年～1960年頃、日本の中絶率はとても高かったのだ。1950年には約32万件、**1955年にピークに達し、なんと約117万件もの中絶が行なわれていた。**

その後も高い数値は続いたが、避妊に対する認識が広まったため少しずつ減少し、2004年頃にガンの死亡者数が中絶数を抜いた。それから現在まで減少し続けてはいるが、決して低い数値とはいえないだろう。男女ともに避妊に対する意識の向上が望まれる。

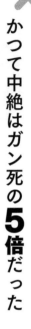

日本の中絶数とガン死亡者数

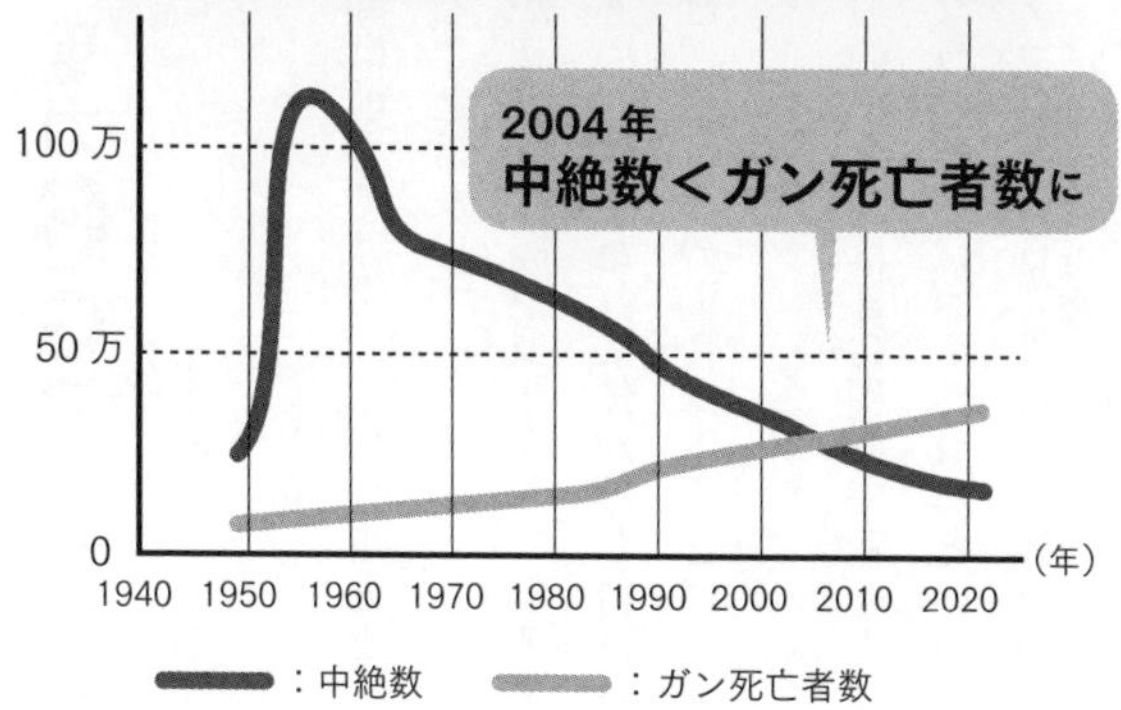

《3人に1人がガンによって亡くなる時代に

一方、ガン死亡者数はというと、1950年頃はたった6万人ほど。しかし、年々患者は増える一方で、2020年には年間死者数が37万人を超え、日本人の約3人に1人はガンで亡くなっている。

ガンは、遺伝子の突然変異によって引き起こされる。環境、食事、喫煙など原因は様々だ。日常的に運動を行ない、野菜や果物を食べることを意識したい。

また、ガン検診はサボらずに継続的に受けることをおすすめする。

重力6Gですべてがモノクロに見えてくる

――ジェットコースターで体が押し付けられるワケ

人間は地上では常に1Gの重力を受けている。といっても、日頃は重力の存在を感じることはない。

しかし、飛行機やジェットコースターに乗ったときにはそれを感じることができる。あの、背もたれに体が押し付けられるような感覚は、重力によって起こる現象なのだ。飛行機の場合は1・2G、ジェットコースターでは3Gもの負荷がかかっているという。

一般的に人間は4G程度で音《ね》を上げてしまうが、訓練を受けた戦闘機パイロットはかなりの負荷に耐えられるという。ただ、6Gになると目に血液が流れず、景色がモノクロとなり、7Gでは体の力を抜くと意識が飛ぶ。そして、8Gでは息がほぼできない。おそらく9Gくらいが人体の限界だとされている。

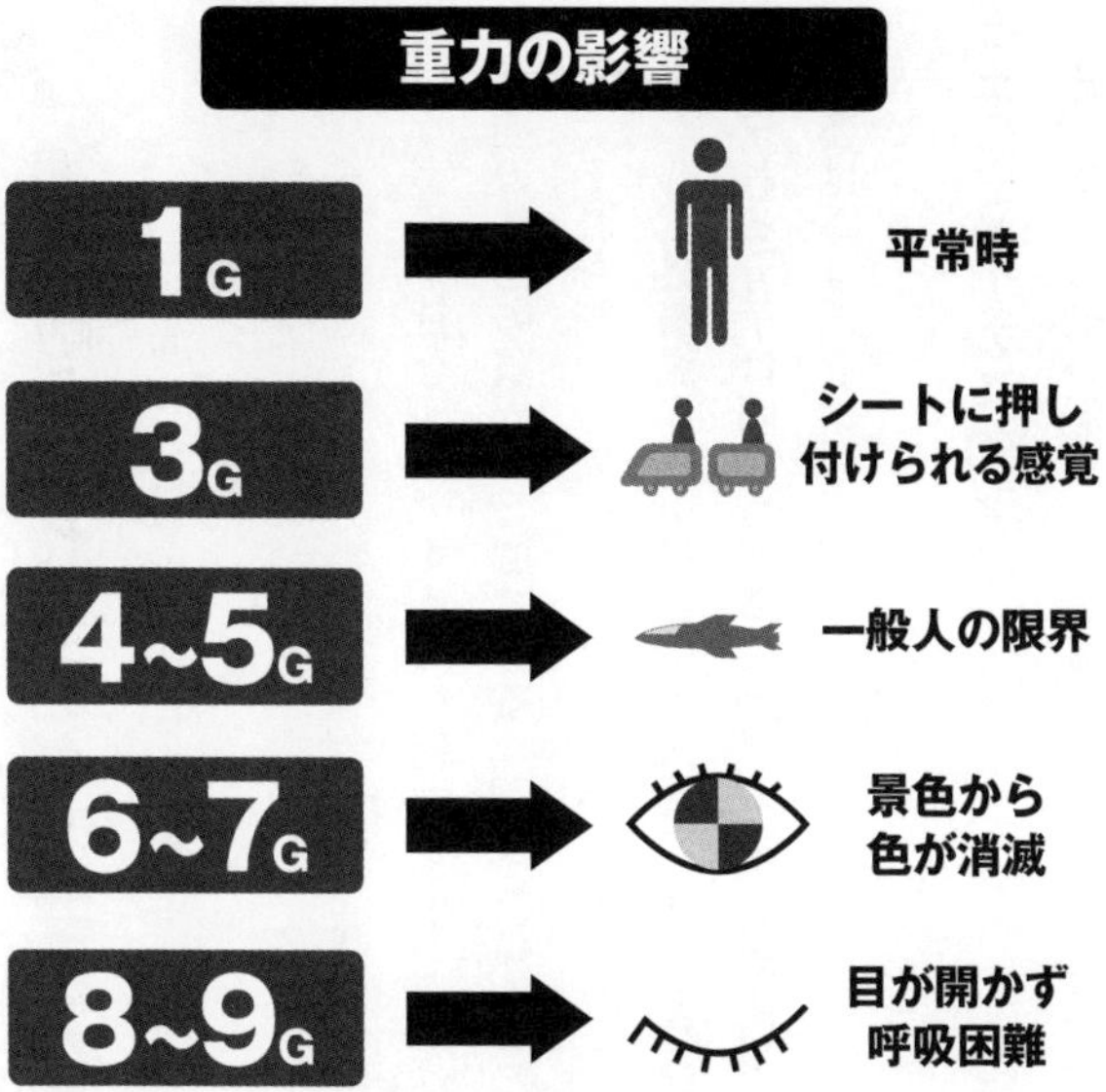

179Gから生還!?

1977年、英国のカーレーサー、デヴィッド・パーリーは、レース中に時速173キロのスピードのままフェンスにぶつかり急停止した。その際体に受けた重力はなんと179・8G。彼は**数十カ所を骨折し、心停止をくり返したが、奇跡的に蘇生《そせい》**した。彼は、「最も大きい重力に耐えた人間」としてギネスブックに記録されている。

裸で耐えられる最高温度は204℃
――そのとき、ヒトの体温はどうなる？

1960年にアメリカ空軍が、「裸の人間がどこまで高い温度に耐えられるか」という実験を行なった。すると、乾燥した中であれば204度まで耐えられたのだ。

人間の体温の限界は42度である。42度を超えるとタンパク質が凝固《ぎょうこ》してしまうからだ。それも脳から先に固まり始める。

しかし、**外気温が高い場合でも人間の体はそう簡単には高温にはならない**。気体に含まれる分子は固体や液体に比べて数が少ないので、乾燥してさえいれば人体への影響はさほどないのだ。

《下はマイナス50度!?

それでは、低い温度での人体の限界はいかほどだろう。

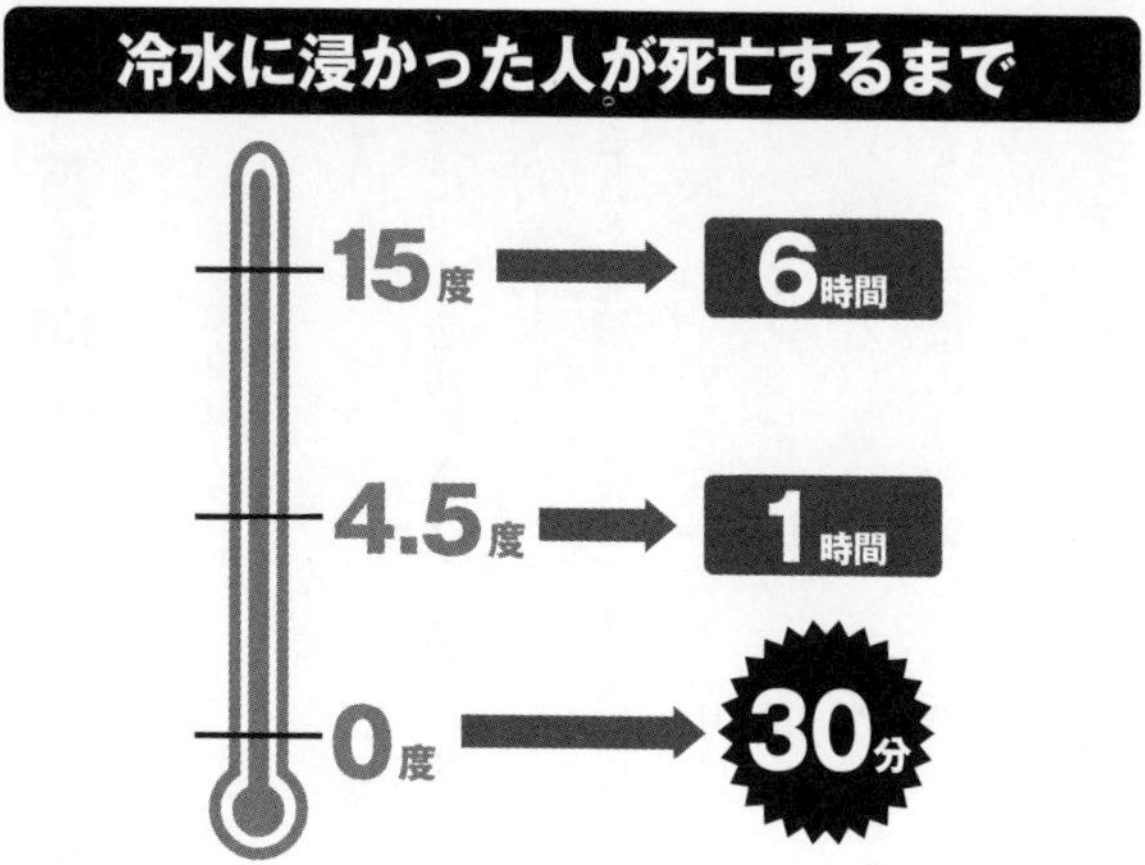

北極圏の暮らしを考えると、暖房器具や冷房器具を使わない状態で、人間は、マイナス50度ほどでも耐えることができる。

ただしこれは、あくまで乾燥している場合。水中だと、15度では6時間、4・5度では1時間、0度では30分ほどで死亡してしまうという。

これは全身が筋硬直してしまう低体温症が起こるためであり、深部体温が35度以下になると発症する。

深部体温は直腸の中の温度を測定して調べることが多く、これが26度を下回ると心停止を起こしてしまうのだ。

首を切断後も30秒間は反応!?

――実際の処刑での実験報告

1905年、フランス・ロアレで死刑囚アンリ・ランギーユが**ギロチンで処刑される際に、首を切断された直後の意識に関する実験**が、医師であるボーリューらによって行なわれた。

残された記録によると、切断後の5～6秒間は、眉《まゆ》と唇が不規則に動きつづけた。その後、いったんまぶたが閉じたが、ボーリューが「ランギーユ！」と大きな声で呼びかけると、目を開いた。視点は定まっており、まっすぐにボーリューを見つめていたという。数秒後、まぶたはまたゆっくりと閉じられたが、再度大声で呼びかけると、目は再び開いたのだ。

その後、声への反応は消えたが、およそ30秒もの間、ランギーユは何らかの反応を示した。

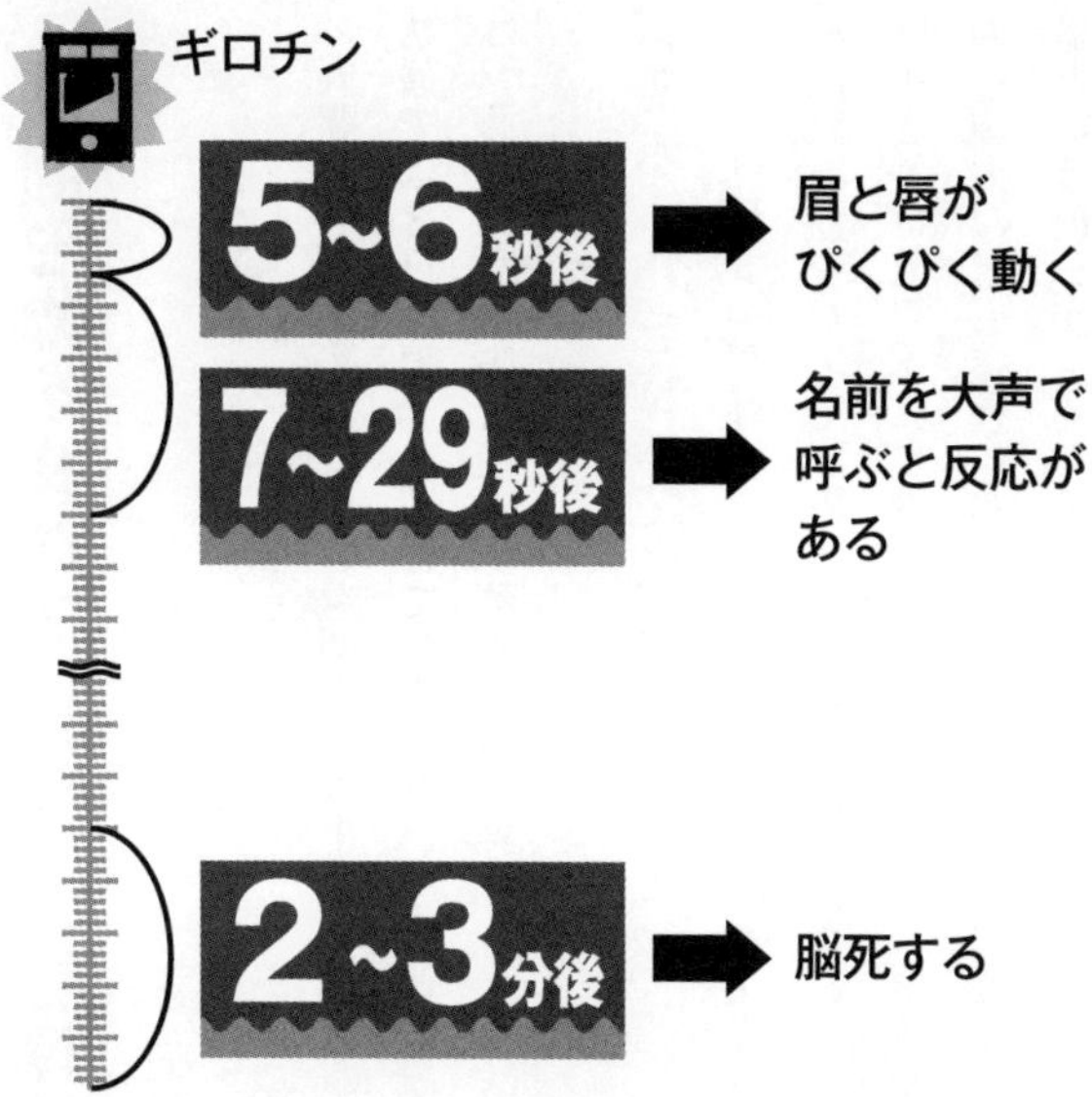
ギロチン
5~6秒後
眉と唇が
ぴくぴく動く
7~29秒後
名前を大声で
呼ぶと反応が
ある
2~3分後
脳死する

ただし、反応はあっても意識があるかどうかについては確認不可能なため、いまだわかっていない。

脳死までの2〜3分は意識アリ……？

常識的に考えれば、**切断された瞬間に血圧が急激に変化するため意識はないだろう。**

だが、脳に酸素が供給されず脳死状態に陥るまでは2〜3分かかるので、しばらく意識が残っているのかもしれない。

固形物を食べずに生きた記録は382日

――何を食べれば助かるのか

人間は、水さえあれば3週間程度は生きることができるが、**水分がまったくない状態では3日で限界を迎えてしまう**という。普段、固形物から得ているエネルギーは、ある程度は体内生成が可能なのに対し、水分はそれができないためである。

《段ボールを食べて生き延びた！

フィリピンの男性は、大地震に巻き込まれ生き埋めになった際に、尿や腕の傷から流れる血をなめてしのぎ、14日後に救出された。そのほか雪山で雪を食べて12日間生き続けた日本人男性や、漁船が遭難《そうなん》し、ダンボールを食べて24日間耐えた10名の中国人なども存在するのだ。ちなみにこのときは、**ダンボールに含まれていた木糖《もくとう》という糖分が生死を分けた**とされている。

食料でないものを食べて助かった例

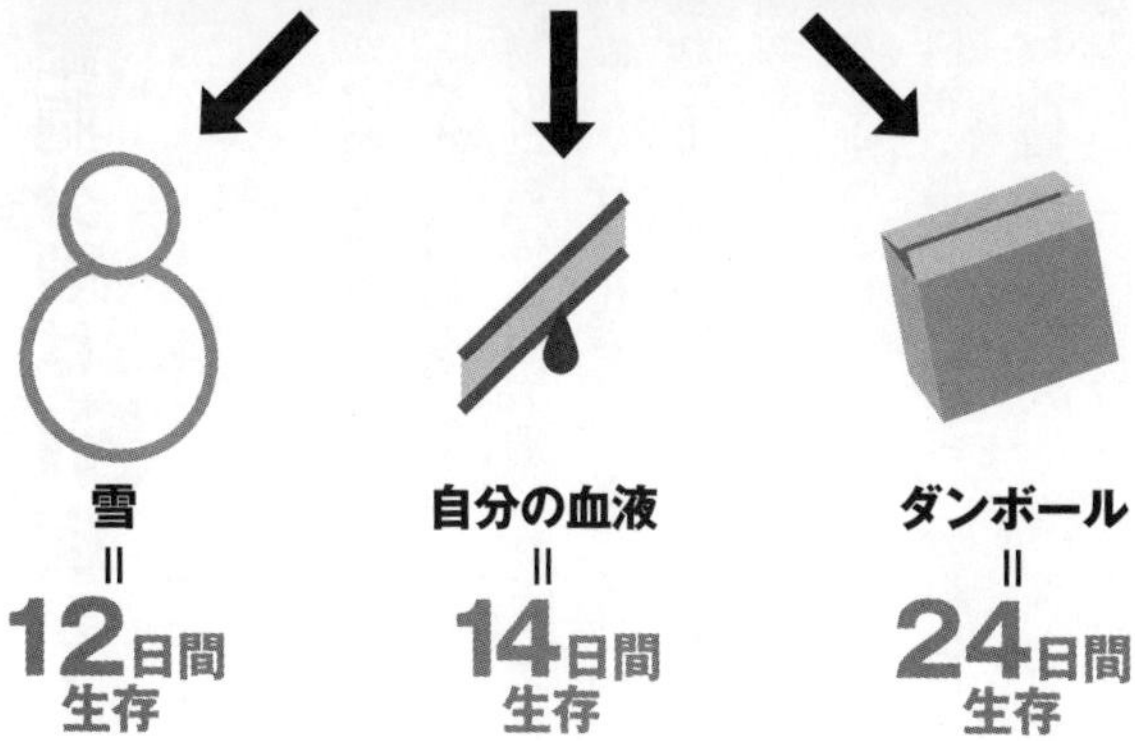

固形のものを何も食べずに生きた最高記録は382日間だ。コーヒー、お茶、ビタミン剤などで生活していたとか。

現在では健康目的で「プチ断食《だんじき》」を行なう人も増えている。断食中は、**日頃体に備蓄しているエネルギーであるグリコーゲンを使用するため、体脂肪を効率的に減らすことができる**のだ。

吸収・消化をストップすることで、体から毒素や老廃物も排出しやすくなり、便秘も解消される。

ただ、断食を2日以上行なうと筋肉が減ってしまうので、自己判断ではなく、専門家の指示のもとで行なうように。

細胞分裂は50回が上限

——カメが万年生きる理由もそこに？

細胞が分裂できる回数は生物種ごとに異なり、人間では約50回と決まっている。

動物、植物、菌類など細胞内に細胞核を有する生物を真核生物《しんかくせいぶつ》というが、これら真核生物の染色体の両末端には、**「テロメア」**という部分がある。テロメアは染色体を保護し、安定化させる働きを持つ一方、細胞が1回分裂するごとに、**先端が切り取られて少しずつ短くなっていく。この上限が約50回**であり、テロメアが細胞分裂の回数券にたとえられるゆえんである。

回数券を使い切り、テロメアの部分がなくなってしまうと、細胞はその内側にある遺伝情報を傷つけないよう分裂を停止する。こうなると細胞は老化を待つしかなくなってしまう。

ちなみに、この限界数はカメの場合100回前後とも。カメが長寿であることか

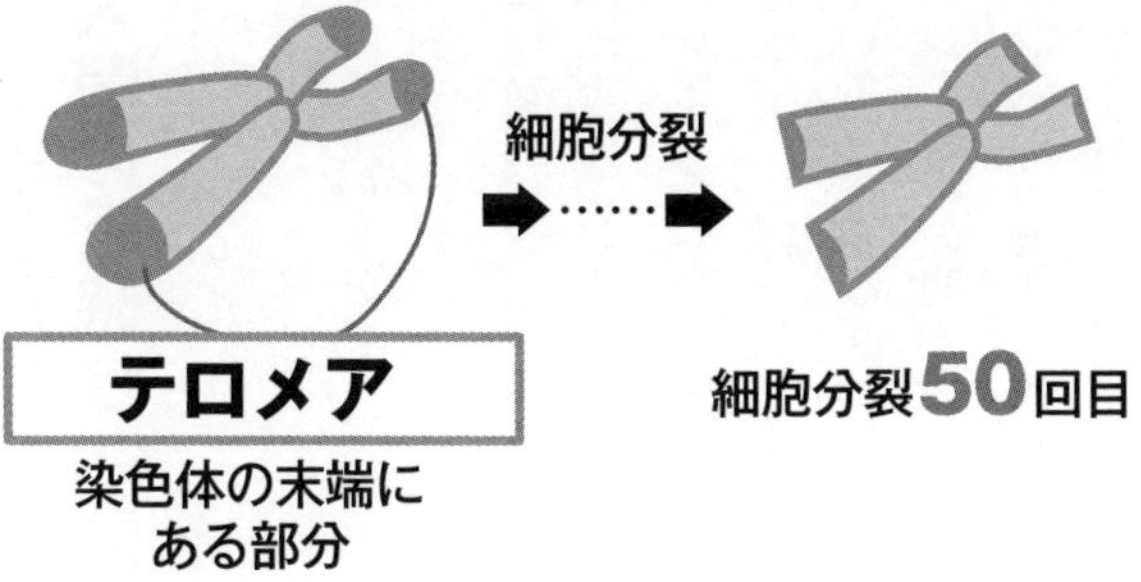

らも分裂回数と寿命の関係は深そうだ。

《寿命は300歳まで延ばせる!?

現時点では、人間の寿命の限界は120~150歳とされている。

しかし、20世紀後半になって**テロメアの長さを伸ばすことのできる「テロメラーゼ」という酵素**を生成する遺伝子が発見され、これを人体に取り入れることができれば、寿命が200~300歳にまで延ばせる可能性が出てきているのだ。

ただ、テロメアがすべての老化現象の原因ではないため、まだ研究すべき課題は残されている。

Column

人体と時間の不思議な関係

人間の睡眠は90分のリズムをくり返す

人間が、人生の3分の1の時間を費《つい》やしているともいえる睡眠。この睡眠は、90分周期になっていることをご存知だろうか。

大まかにいえば、浅い眠りから深い眠りに入り、その後また浅い眠りへ、という変化を90分ごとにくり返しているのだ。

この浅い眠りを「レム睡眠」とよび、深い眠りを「ノンレム睡眠」とよぶ。

レム睡眠中は、体は眠っていても脳は活発に動き、記憶の整理を行なっているのだ。寝ている人の眼球が動いている場合は、レム睡眠中。ちなみに夢を見ているのも、このレム睡眠の間である。

一方、ノンレム睡眠の際は、体も脳も完全に休んでいる状態だ。成長ホルモンが大量に分泌されることで疲労回復し、細胞の修復・再生が行なわれている。呼吸が深く長くなるのがノンレム睡眠の特徴である。

▼深い眠りだけを続けないのはなぜ？

一見、90分周期をくり返さずに、ノンレム睡眠を続けたほうがより深い休息をとれるのではないかと思うだろう。しかし、ノンレム睡眠のみを続けた場合、長時間脳が働かなくなるため脳の温度が下がりすぎてしまう。そうなると、起床時に正常に脳を働かすことが難しくなる。

それを防ぐためにも、この90分周期が存在しているのだ。

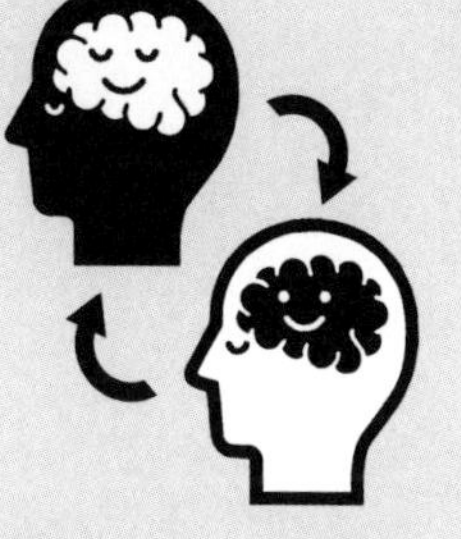

2章

するどすぎる！

意外とアテになる！ 驚異の「感覚」

人間の集中力は30分が限界
——「脳みそをフル回転」はウソ!?

仕事、勉強、試合、試験……などなど、日常生活の中で〝ココぞ〟というときに必要な集中力。しかしながら、受験勉強で3時間勉強しようと思ってもそれほどはかどらなかった……ということは誰でも経験済みであろう。

それは、実は集中力はせいぜい30分～1時間程度しか持たないからである。

脳波はその周波数によってδ（デルタ）波、θ（シータ）波、α（アルファ）波、β（ベータ）波、γ（ガンマ）波などに分けられる。

集中しているときはβ波がより強く出ており、集中力のある人ほどβ波が強い傾向があるという。

また、集中しているときのβ波の発生源は一定の場所から動かないが、あまり集中していないときの脳波はあちこちに分散している。**集中しているとき、脳の機能**

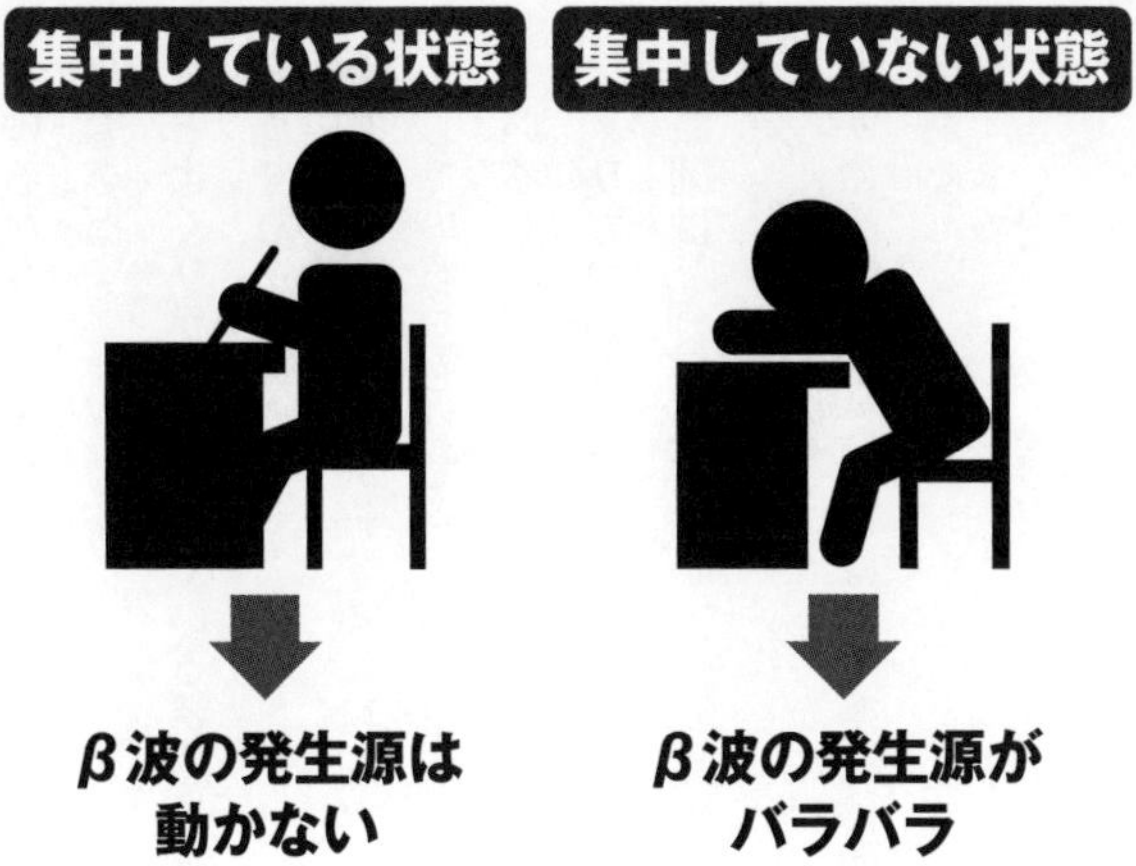

集中している状態
集中していない状態
β波の発生源は
動かない
β波の発生源が
バラバラ

はフル回転していそうなものだが、実は逆で、必要な一部分のみが稼働《かどう》し、ほかの部分の働きは抑えられている状態なのだ。

　ほかを休憩させ、必要な部分のみにエネルギーを使っているからこそ集中できるのである。

集中とリラックスは同じ状態？

また、リラックスをしているときに出るα波は、集中しているときにも出る。

　リラックスしていることと集中していることとは、まったく正反対の印象を受けるが、実は人が集中しているときというのは、リラックスしているときと同じ状態を指す。**ほどよくリラックスしている状態は物事に集中しやすく、かつ能力を発揮しやすい状態**でもあるのだ。

集中力を効果的に発揮するには、タイミングよく休憩をとること。本人がいくら集中しているつもりでも、作業中に比べると、実は物事を始めたときのほうが集中しているもの。

アメリカの心理学者M・J・ライリーも、人間が集中力を一番いい状態で維持できる時間は25分が限度として、25分読書をしたあとに休憩をとって集中力を高める〝25分の読書法〟を唱えている。

何かに集中するためには、上手に休憩をとり、意識を散漫《さんまん》させないことが重要なのである。

耳が耐えられる音は130dB《デシベル》

——どなられると食欲がなくなる？

人間は常に音に囲まれて生きていかなければならない。静かな田舎《いなか》でも、風や虫など、自然の音が聞こえるものである。

こうした物理的な音の強さはデシベル（dB）という単位で表わされる。

静かな病室は約20デシベル、ささやき声は約40デシベル、普通の大きさの声では50～60デシベルの強さがある。

これが、交差点では70デシベル以上、大きなどなり声になると約80デシベルで、食欲がなくなるなどの症状が出ることがある。さらに、パチンコ屋では約90デシベル、この程度になると、ドキドキしたり、血圧が上がったりするなどの症状が現われる。

音の大きさと人間の関係

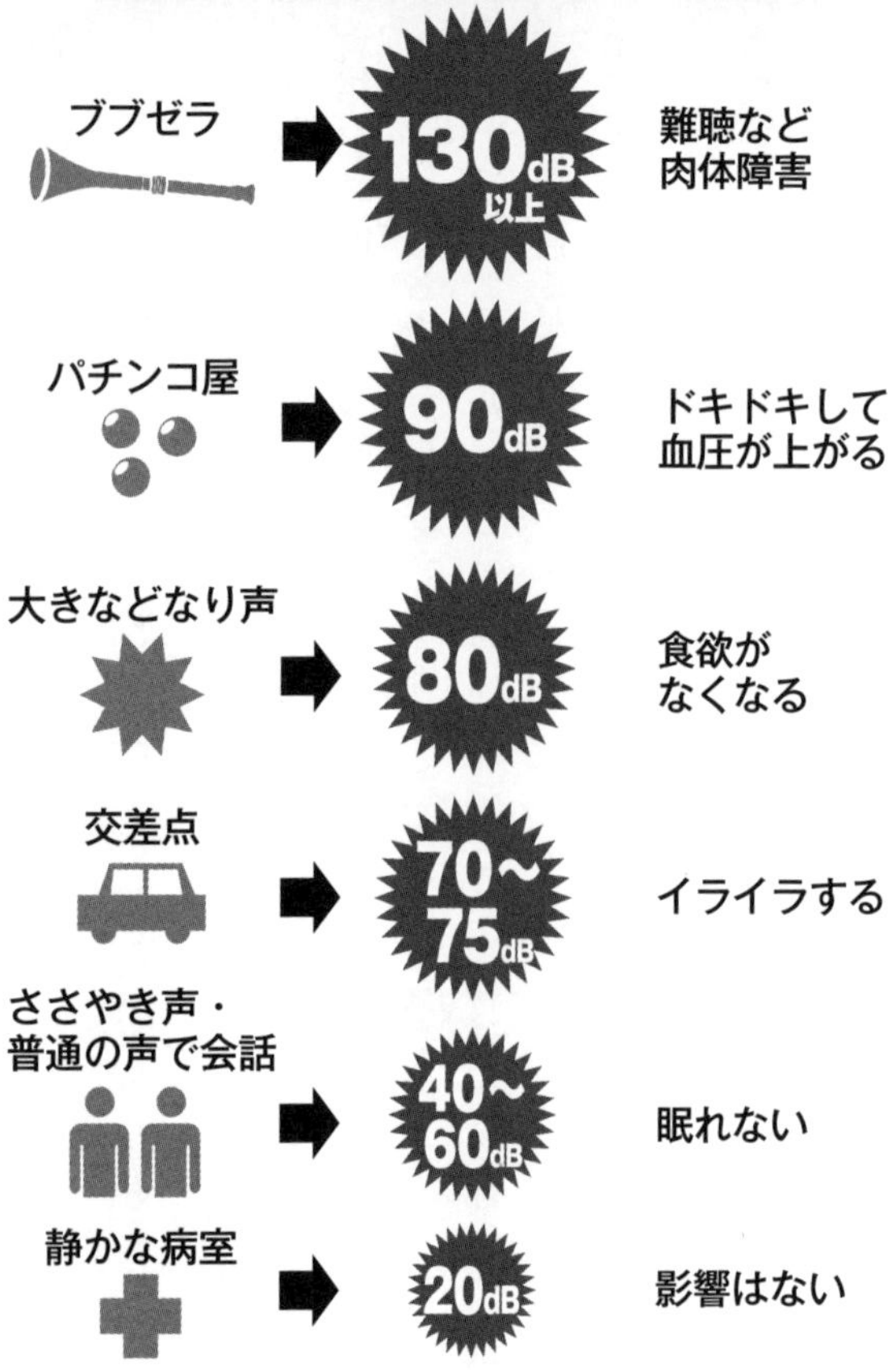

ブブゼラ
130dB 以上
難聴など
肉体障害
パチンコ屋
90dB
ドキドキして
血圧が上がる
大きなどなり声
80dB
食欲が
なくなる
交差点
70～75dB
イライラする
ささやき声・
普通の声で会話
40～60dB
眠れない
静かな病室
20dB
影響はない

《爆音を聞き続けると難聴になる可能性大

騒音とは音の大きさだけで決められるものではないが、大きなどなり声の大きさである80デシベルあたりから、人間は苦痛を感じる。

また、大音量の中に長時間いると、難聴などの肉体的な障害が出てしまうおそれもあるので要注意だ。

その限界が130デシベルほどといわれ、ジェット機のエンジン音や爆薬が爆発する音が130デシベルを超えている。

ちなみに、2010年に南アフリカで開催されたサッカーワールドカップで有名になったラッパの「ブブゼラ」は、4万人収容のスタジアムでいっせいに鳴らすと、なんと130〜150デシベルにもなり、これはジェット機のエンジン音にも匹敵《ひってき》する。

おしっこ我慢の限界は800㎖

——寝ているあいだは大丈夫？

個人差はあるものの、**膀胱《ぼうこう》の容量は一般的に、成人で500ミリリットルくらい**とされている。

尿意は、膀胱の容量に余裕がある段階から発生するため、我慢《がまん》することによって排尿《はいにょう》は抑制《よくせい》でき、トイレへと移動することができるのだ。通常「おしっこがしたい」と感じるとき、約150ミリリットルで軽い尿意、250ミリリットルで強い尿意を覚えるとされる。さらに、**就寝時は膀胱が弛緩《しかん》し、この容量の1・5倍ほどの尿量をためることができる**ため、活動時より尿意を感じるまでの時間が長くなる。

極限時に尿をためることのできる限界は、800ミリリットル程度だそう。また、「膀胱が破裂しそう！」という表現があるが、あながちウソではなく、実際に多量飲酒で膨らんだ膀胱に刺激を受けて腹腔内膀胱破裂により亡くなった男性もいる。

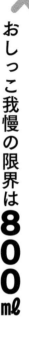

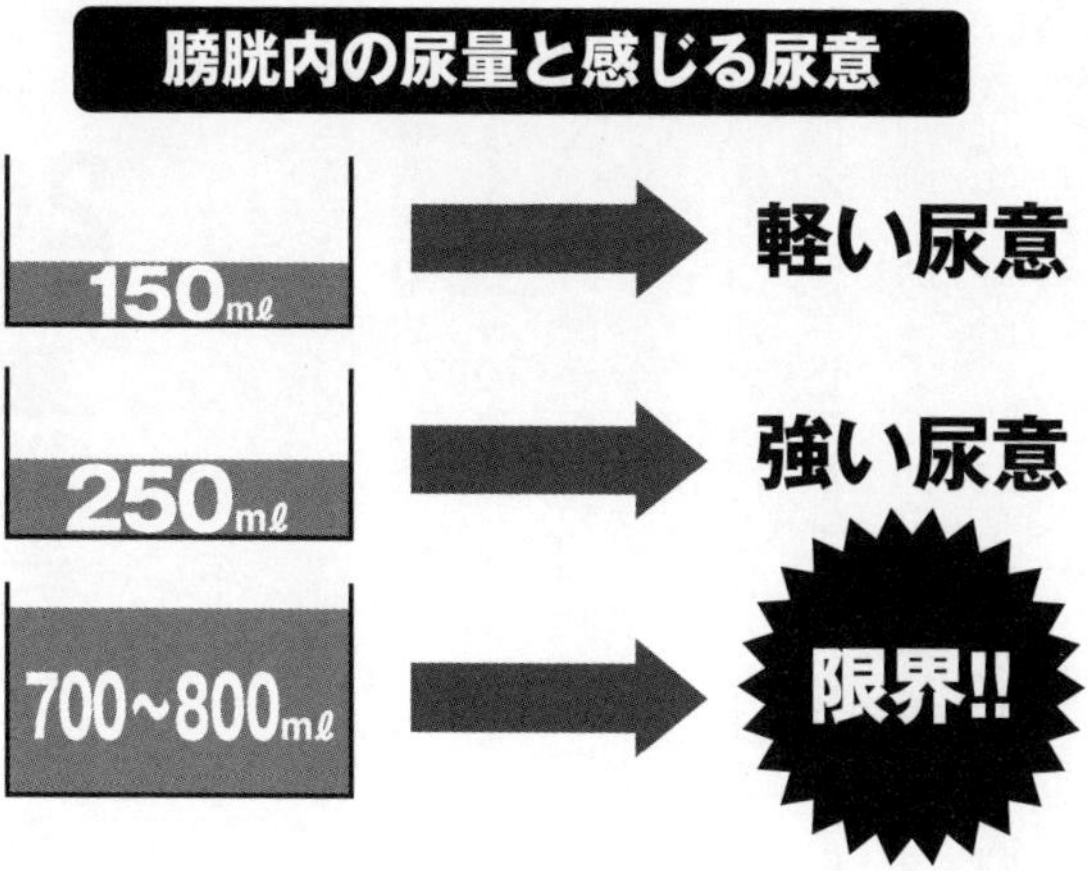

女性の尿道は男性の3分の1！

排尿を我慢しすぎると細菌が繁殖しやすくなり、膀胱炎になることも。頻繁にトイレに行きたくなり、残尿感を感じるようになったら、膀胱炎の疑いがある。

膀胱炎になるのは女性が多く、その数は5人に1人ともいわれる。

これは男性の尿道が16～20センチであるのに対し、女性の尿道は4～5センチと短く、細菌がまぎれ込みやすいため。また、女性の場合、尿道と肛門《こうもん》が近いので、膀胱炎の原因として一番多い大腸菌が侵入しやすいということもある。

20種類以上存在する脳内麻薬

——どんな薬も超越する効果が!?

脳内麻薬《まやく》というのは、「麻薬」といってもあくまで脳の中で分泌される物質であり、麻薬取締法の対象となる〝人体の外部の物質〟である天然麻薬・合成麻薬とはまったく違うものである。

現在、その働きが比較的わかっている**神経伝達物質＝脳内麻薬はおよそ20種類とされている。**

精神活動の面で重視されるのはγ‐アミノ酪酸《らくさん》（GABA）、ドーパミン、ノルアドレナリン、セロトニンなど。これらの物質は情動に非常に大きな働きを起こし、また、脳内の多くの部位に影響を及ぼすことで知られているのだ。

人間は何らかの刺激を受けると、大脳でまず解析し、その結果は海馬《かいば》に送られる。大脳辺縁系《へんえんけい》の一部で、脳の記憶や空間学習能力に関わる脳の器官である海馬から

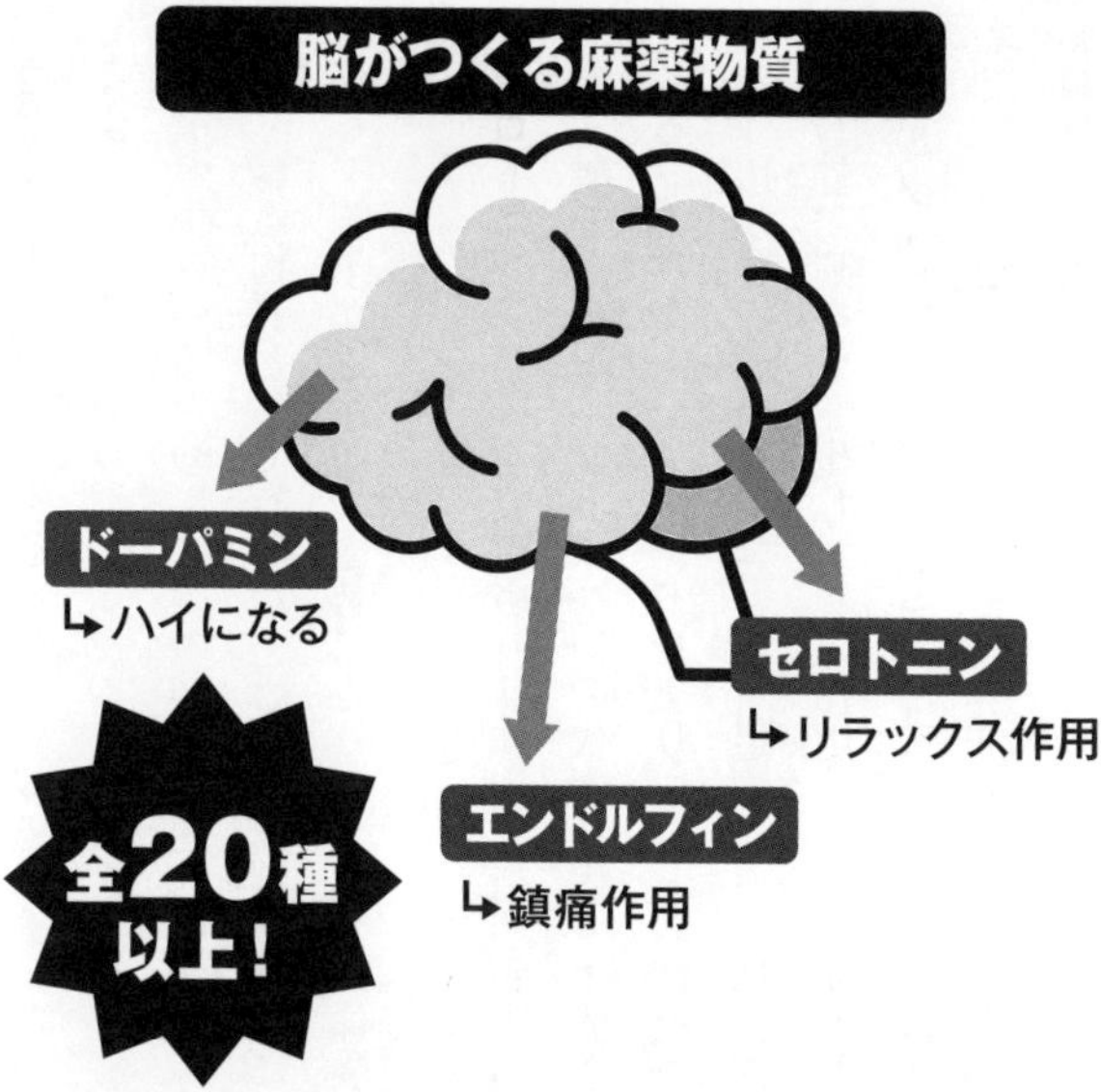

「パペッツの回路」と呼ばれる各部位をめぐる流れに乗り、そこで感情が生まれる。

生まれた感情は再び大脳に取り込まれ、長期記憶などになる。

《鎮痛作用はモルヒネの6・5倍？

聞いたことがあるであろう脳内麻薬の効能を紹介しよう。

ドーパミンは快感を増幅する神経伝達物質。興奮すると快感を感じ、体の動きを活発にさせる。ドーパミンを過剰に消費するようになると、幻覚や幻聴、妄想などが生じるようになるという。

意欲と生き残るために必須の神経伝達物質が**ノルアドレナリン**。脳全体に広く分布している物質として有名だ。恐怖・驚愕《きょうがく》の体験に遭遇《そうぐう》するとノルアドレナリンを分泌し、闘争か逃避かの態勢に入り、ストレス体験を終息させるための行動を起こす。

セロトニンは精神を安定させる作用を持つ脳内の神経伝達物質のひとつで、必須アミノ酸であるトリプトファンの代謝過程で生成されるもの。ほかの神経伝達物質であるドーパミン、ノルアドレナリンなどの情報をコントロールし、精神を安定させる作用がある。セロトニンが不足すると感情にブレーキがかかりにくくなる。

そして、脳を活性化し、鎮痛《ちんつう》作用をもたらすとして知られる**エンドルフィン**。エンドルフィンという名前も「endogenous（内生の）」＋「morphine（モルヒネ）」に由来するもので、その鎮痛効果はなんと、モルヒネの6・5倍になるともいわれる。

近視の視力は悪くなっても0にはならない
——見えすぎる人は8・0

近視になって視力が低下してしまうと「このまま目が見えなくなるんじゃないか」と不安になる方もいると思うが、ほとんどの人は近視で視力が0・02より悪くなることはない。

そもそも近視とは、水晶体《すいしょうたい》の形（厚み）を変えるための筋肉、毛様体筋《もうようたいきん》の働きが弱くなり、眼球の形が前後方向に長くなってしまって、網膜《もうまく》できちんと合うはずのピントが合わなくなっている状態を指す。

いくら近視が進んだからといって、眼球が平べったくはならない。眼球の伸び幅が3ミリほどで視力は0・02程度になる。そして、これ以上眼球が伸びることは本来ほとんどないのだ。

ちなみに、生後1カ月の新生児の視力も0・02。1歳～1歳3カ月でようやく視

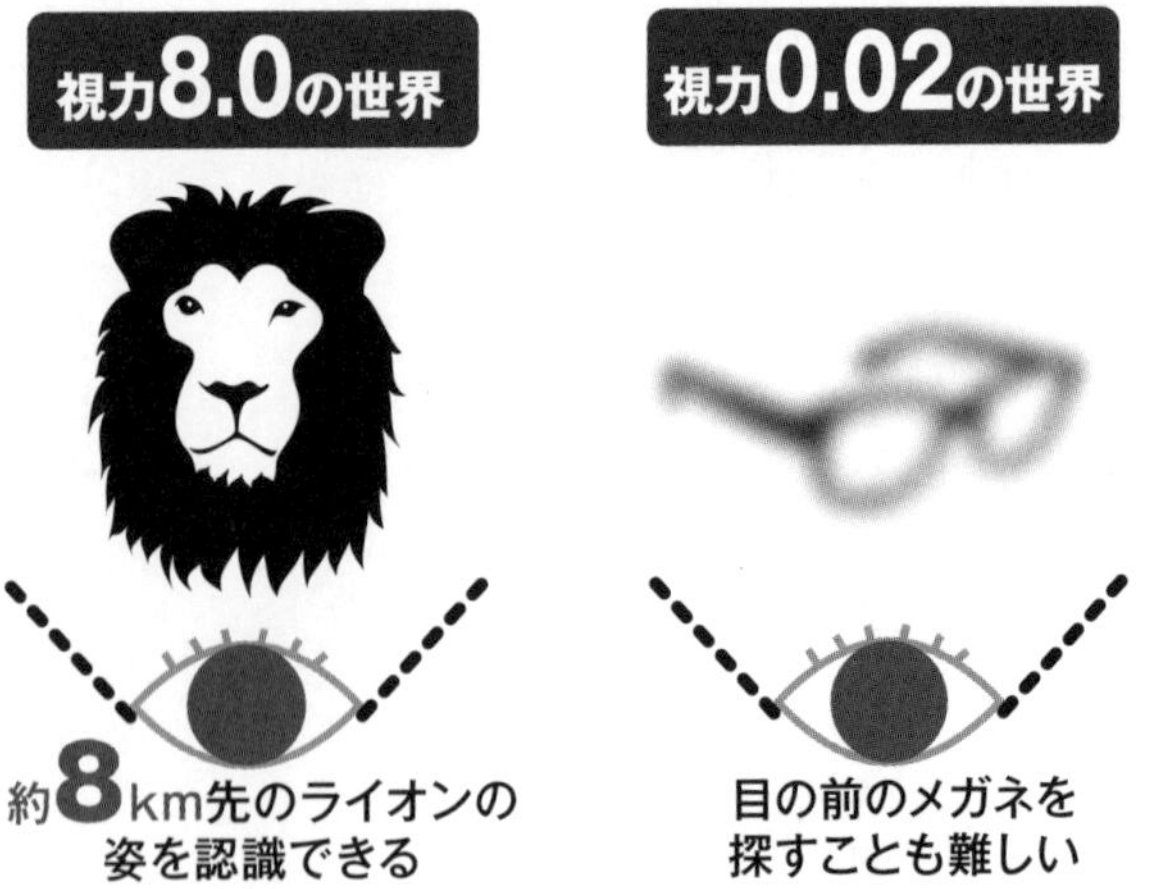
視力8.0の世界
約8km先のライオンの
姿を認識できる
視力0.02の世界
目の前のメガネを
探すことも難しい

力0・2ぐらいになる。

ただし、日本人におよそ5%いるとされる「強度近視」の場合は、眼球が3ミリ以上伸び、視力は0・02を下回っていることもある。それでも近視のみによって視力が0になることはないが、失明につながる合併症を引き起こすリスクは上がるとされている。

近視の要因としては遺伝説、環境説、成長説があるが、もっとも有力とされる要因は環境説。これは近年の近視人口の増加を見れば納得がいくだろう。一昔前はそれほどでもなかった近視の割合が、最近になって急激に増加している。

その原因はパソコンやゲーム機という「近くの物を見る習慣」の浸透にある。

近くの物を見ると、毛様体筋が固定され緊張する。これが度をすぎてしまうと、毛様体筋の緊張が固定されてしまい、元に戻らなくなって目が悪くなってしまうのである。

《視力8・0の人間がいる！

また、日本では1・2〜1・5あれば視力がいいといわれているが、アフリカの人たちは、民族によっては視力4・0〜6・0が一般的であるという。その中でもすごいのが、遊牧《ゆうぼく》生活を続けているマサイ族の人たちだ。なんと、彼らの中には8・0の視力を持つツワモノもいるという。

8・0の視力があるということは、**視力表の一番小さい文字を20メートル離れた場所からでも読める**ほどである。

マサイ族のように遠くを見て目の緊張をときほぐせば近視にはなりにくい。目の筋肉を緊張させない目の使い方をしている人は、目が悪くならないのだ。

情報の80%は視覚から得る

――「五感」といってもこの違い

人間は「視覚」「聴覚」「嗅覚」「触覚」「味覚」の5つのセンサー、すなわち五感でありとあらゆるものの情報をキャッチしている。

目で見て、耳で聞いて、鼻で嗅《か》いで、皮膚で触れて、舌で味わってさまざまなものを感じているのだが、その情報のおよそ80パーセントは視覚によるもの。残りのうち約10パーセントが聴覚であり、嗅覚、触覚、味覚にいたってはそれ以下であるのだ。

《日頃から「目」でも「聞いて」いる?

音声の聞きとりでは耳だけを働かせていると考えがちであるが、実は耳だけでなく、目も活発に働いて話し手の顔の表情や動きをとらえている。特に、騒々《そうぞう》しく音

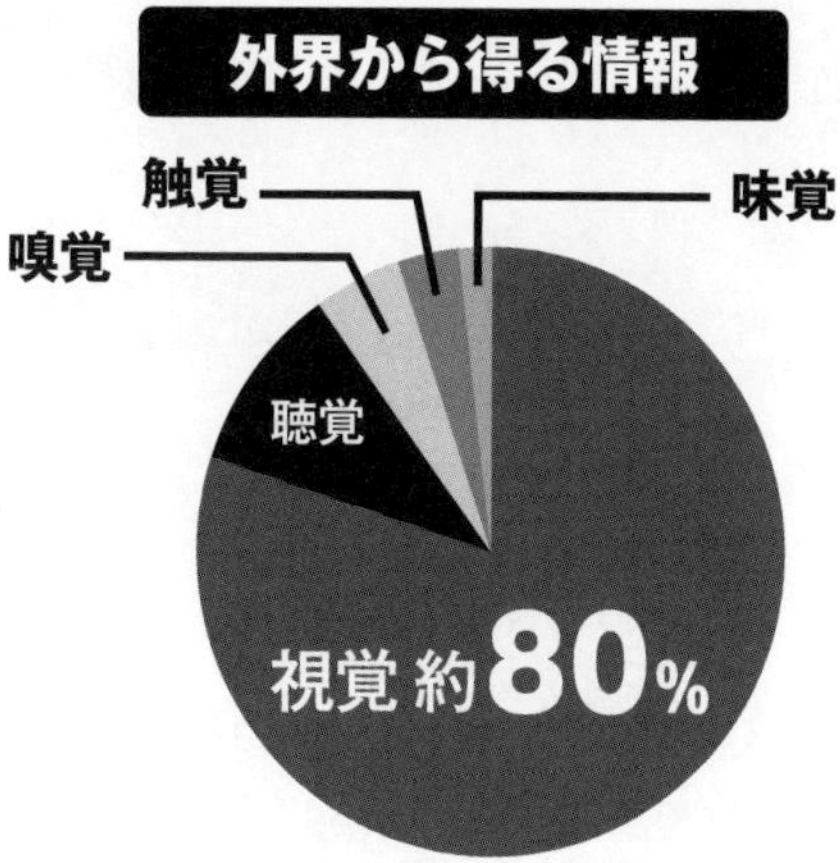

声が聞きとりにくい環境では、**唇の動きを読みとる読唇術《どくしんじゅつ》が自動的に働き、耳による音声の聞きとりを助ける**のだ。

英国の心理学者H・マガークは、「が」と発音するときの顔をビデオ撮影し、音声だけを「ば」に入れ替えて再生したらどう聞こえるかを答えるという、耳と目の助け合いの働きの実験を行なった。すると、多くの人は「が」と「ば」の中間の音である「だ」と聞きとったという。

これは、**耳と目からの2種類の情報が脳で融合**した結果で、この現象は「マガーク効果」と呼ばれている。

目が暗闇に慣れるまでは30分
――夜道で事故が多い理由

明るい場所から急に暗い場所へ行くと、初めは何も見えないが、しばらくするとだんだんと見えてくる。このように暗い場所で目が慣れてくることを「暗順応《あんじゅんのう》」、その逆、暗い場所から明るい場所で目が慣れることを「明順応《めいじゅんのう》」という。また、**暗順応は30分ほどかかるのに対し、明順応は1分程度で済む。**

目の網膜にある視細胞《しさいぼう》には、桿状体《かんじようたい》（桿体）と錐状体《すいじようたい》（錐体）という2種類の細胞があり、桿状体は暗い場所で薄明かりを感じ、錐状体は明るい場所で光を感じて色を見分ける。暗順応では桿状体が、明順応では錐状体が中心になって働いている。

暗順応では、桿状体で「ロドプシン」という光を感じる物質が増えることにより、わずかな光を感じることができるようになる。このロドプシンが合成され、最大になるまでにかかる時間が30分というわけだ。

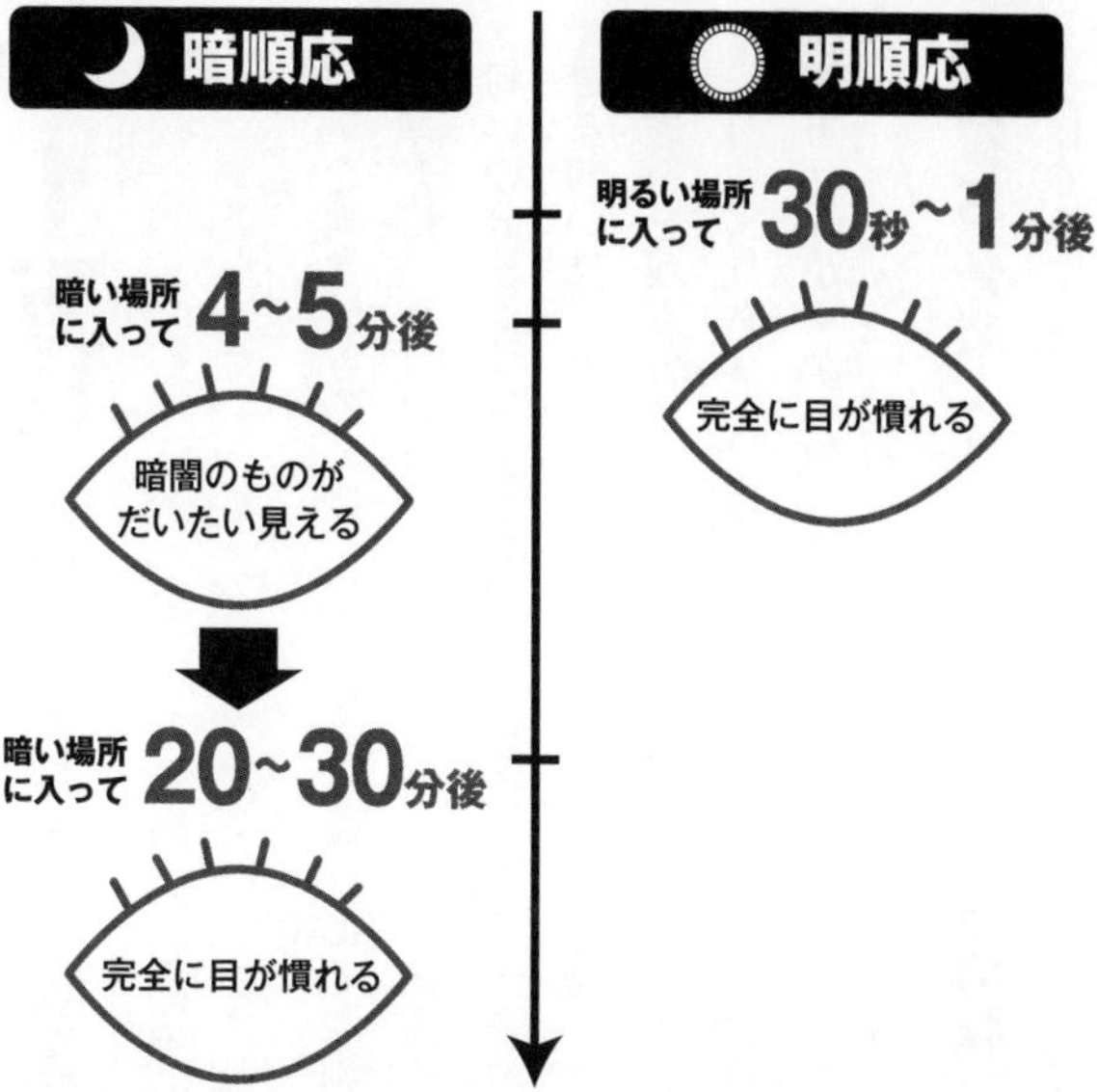
暗順応
明順応
明るい場所に入って 30秒~1分後
完全に目が慣れる
暗い場所に入って 4~5分後
暗闇のものがだいたい見える
暗い場所に入って 20~30分後
完全に目が慣れる

一方、明順応では、錐状体が素早く働きだすため、それほど時間がかからない。

暗い夜道での事故リスクを下げる方法

この目のしくみ上、突然暗い場所に入るとまったく見えなくなる瞬間がある。暗い道やトンネルで事故が多いのはそのためだ。車を運転する際はトンネルに入る少し前、夜は暗くなる少し前にライトを点《つ》けておくのがよい。

1万種の匂いがわかる嗅覚
——香水であの人との思い出がよみがえる……

匂いを嗅ぎ分けるのは、鼻の奥の粘膜にある嗅細胞だ。そこで匂いの元の分子をキャッチし、その刺激が脳に〝匂い〟として伝達される。

匂いの分子は地球上に40万種類以上もあるとされるが、**人間が嗅ぎ分けることができる匂いは、そのうちの2000〜1万種類**。人間の鼻には、こうした微妙な匂いの違いを嗅ぎ分けられるだけの機能が備わっている。人によってその能力は異なり、男性よりも女性、特に妊婦が匂いに敏感になるという。また、調香師のように訓練すればかすかな匂いの違いを嗅ぎ分けることができる。

《景色や音楽よりも？　匂いと記憶の強いつながり

そして嗅覚は、人間の五感の中で一番鋭く、記憶に残りやすい。

地球上にある約40万種の匂いの分子のうち
人間が嗅ぎ分けることのできる匂いは…

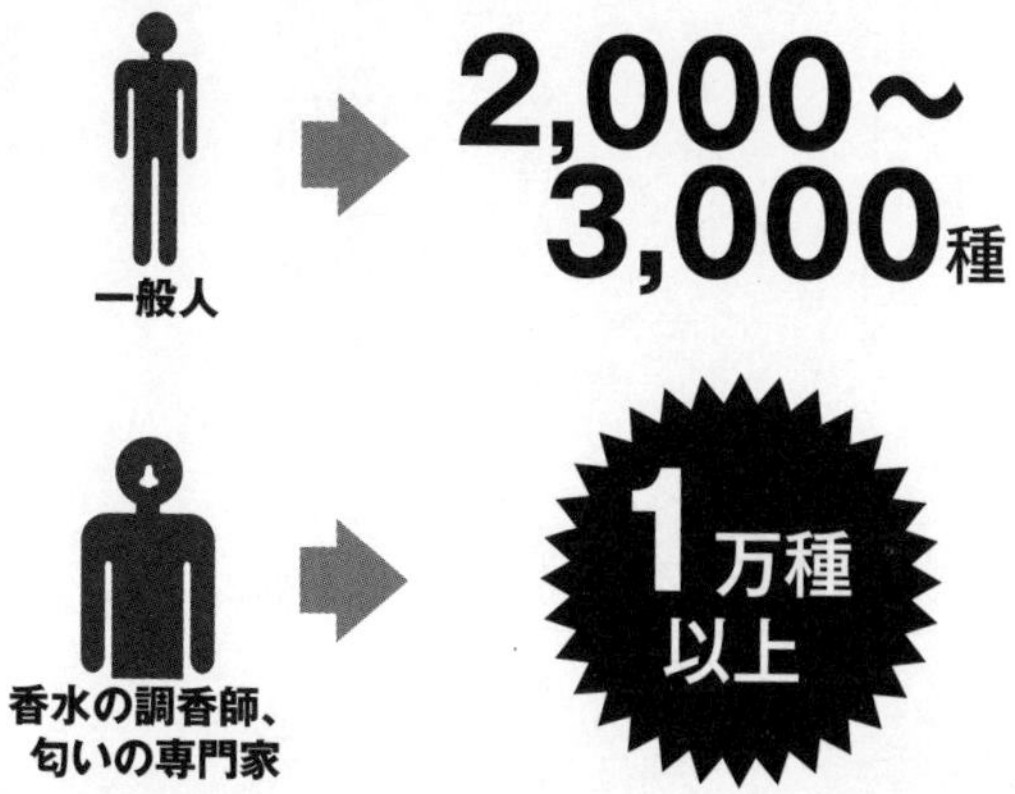

けたたましい目覚まし時計の音でもなかなか起きない人を起こすのに、強い香りを嗅がせるとウソのように目が覚めるそうだ。

また、昔の恋人がつけていた香水を嗅いで当時のことを思い出してしまったなど、香りによってある記憶がハッと呼び起こされることもある。

それは、**嗅覚が五感の中で唯一、記憶にかかわる大脳辺縁系に直接つながっているた**めといわれている。

5種の組み合わせで味を感知！
——大人になるとコーヒーが美味しいワケ

言葉（音）を発する口は、私たち人間にとって、コミュニケーションを支える大切な器官だ。そして同時に多くの動物にとって、食事を行なうための重要な器官でもある。

口を開け、鏡で自分の舌の表面を見てみると、たくさんのツブツブがあることがわかる。このツブツブは乳頭《にゅうとう》といって、そのほとんどに味覚を感じる味蕾《みらい》という器官がある。花の蕾《つぼみ》に似ているのが名前の由来で、食物の成分が接触《せっしょく》することで反応する。

私たちがおいしい、まずいと感じるのは、このときの刺激が神経から大脳に伝わるためだ。

味覚には古くから、**「酸味（酸《す》っぱい）」「甘味（甘い）」「苦味（苦い）」「塩味**

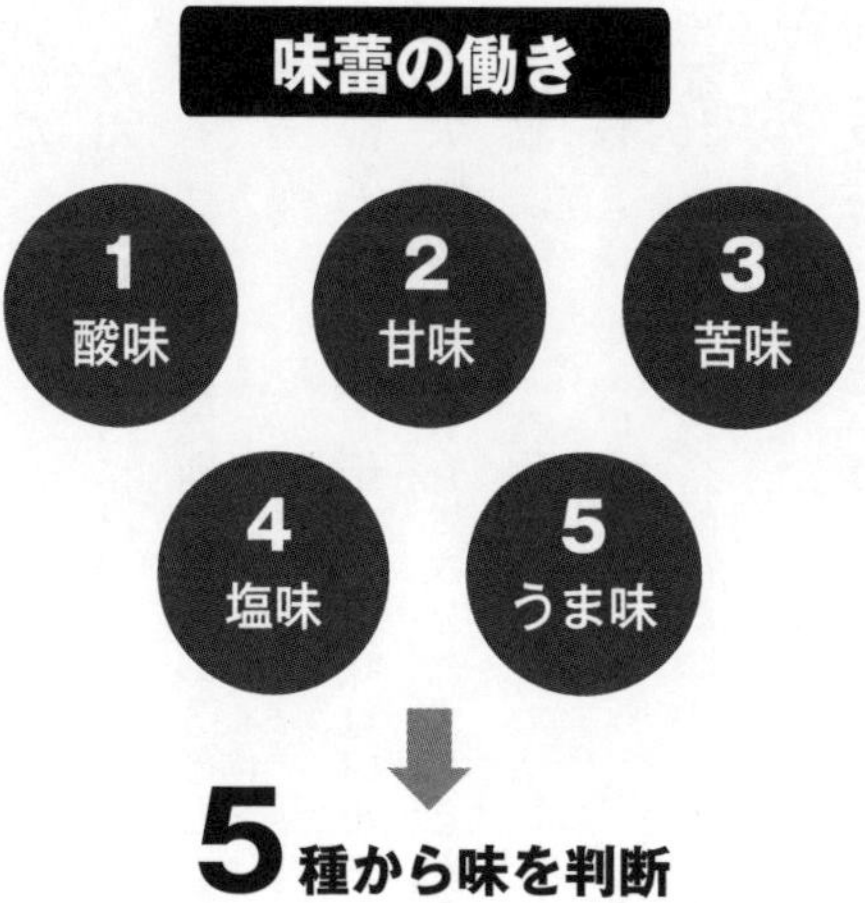
味蕾の働き
1 酸味
2 甘味
3 苦味
4 塩味
5 うま味
5種から味を判断

（塩辛い）」の4種があるとされてきたが、今はそこに**「うま味」を加えて5種**とすることが多い。どんな複雑な味も、以上4～5種類の組み合わせにより構成されているのだ。

舌先は甘さ、奥は苦みというように、場所によって感じる味が異なるのも特徴である。

《のどでも味を感じる？

味蕾があるのは舌の上だけではない。軟口蓋《なんこうがい》、喉頭蓋《こうとうがい》、食道にもある。ビールのおいしさを説明するのに、のどごしを強調するのはそのためだ。

乳児期には約1万個もあるとされる**味蕾は、10~20日というサイクルで日々入れ替わっており、常にフレッシュ**な状態。そのため、聴覚や嗅覚よりも衰えるのが遅いのだ。

ただ、加齢とともに減少するため、それに応じて味覚の認知に時間がかかるようになる。成人で乳児期の4分の3ほど、70歳頃ではなんと半分以下になるというから驚きだ。

味蕾を入口にして伝わった味覚情報は、感覚神経を通して脳幹に到達する。その後、大脳皮質の味覚野《みかくや》に送りこまれるのだ。

大脳皮質では、食物の味以外の情報――香り、形、温度、食感などもそれぞれの感覚野で分析している。

それらすべてを総合的に判断するのが大脳皮質連合野《だいのうひしつれんごうや》。その食べ物が口にしていいものかどうか、また、その栄養素が求めるに値するかどうかを決定し、それが行動に反映されるというしくみになっているのだ。

脳の記憶容量は1250GB《ギガバイト》
――メモ用紙5億枚分をどう使う？

人間が使う記憶容量《ようりょう》については諸説唱えられているが、アメリカのレイモンド・カーツワイル氏によると、約1・25テラバイト（＝1250ギガバイト）であるそうだ。

これをハードディスクに置き換えると、200ギガバイトのもの約6台分になる。DVDに換算すると約240枚分、さらにこれを**メモ用紙に換算すると、なんと、約5億2800万枚分**にもおよぶ。しかし、人間の一生において、この容量で足りるのだろうか。また、人間は本当に1・25テラバイト以上は記憶することができないのだろうか？

人間の記憶には「短期記憶」と「長期記憶」がある。

「短期記憶」は数秒～数十秒しか記憶できないもので、たとえば、何かのサイトに

記憶容量

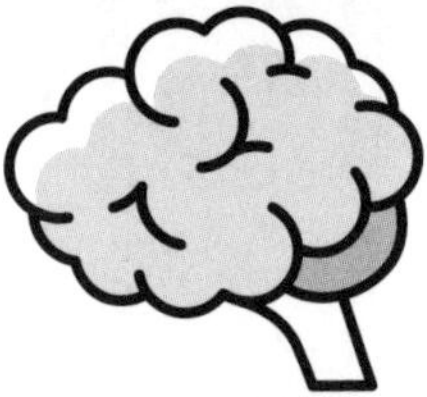

人間の脳

=

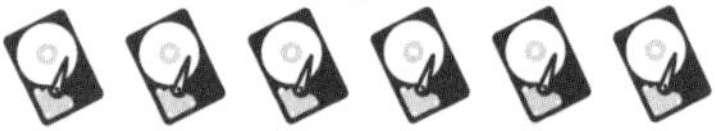

ハードディスク……約**6**台

=

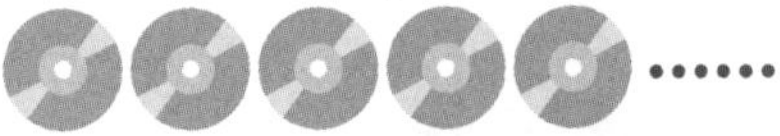

DVD……約**240**枚

=

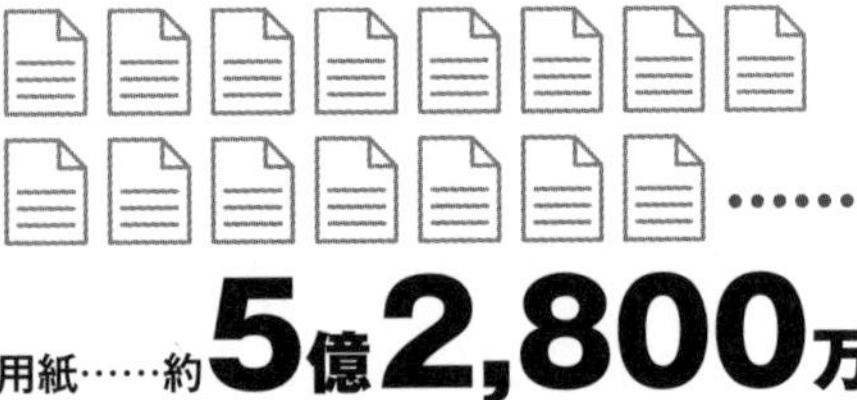

メモ用紙……約**5億2,800万**枚

登録する際の承認のため、ショートメッセージに送られてくる4ケタほどの数字を覚え、打ち込むときに働いているのがそれにあたる。

一方、ほぼ永久に覚えていられるのが「長期記憶」である。

つまり、**脳は常に情報の更新をして不要な情報を捨てているため、際限なく情報を記憶できるのだ。**

《円周率10万桁を覚えた日本人

人間の記憶力のすごさを証明する一例として、円周率の暗記がある。

日本人の原口證《あきら》氏が、2004年に5万4000桁《けた》の円周率の暗記で世界記録を達成。その後もさらに多い桁数に挑戦し、6万8000桁、8万3431桁と自身で更新を続け、2006年にはついに10万桁を突破した（ただしこちらは「ギネス世界記録」には認定されていない）。

原口氏が世界記録に挑戦したのは定年退職後だというのだから、人間の能力に限界はないといっても過言ではないだろう。

まっすぐ立っていられるのは30分

——校長先生の長ーい話は健康を害す!?

サルやゴリラなどの霊長類《れいちょうるい》が2本足で立っているところもよく見るし、リスが前足でエサを食べているときは後ろ足だけで立っている。しかしいずれも必要に応じた短時間のみ。**哺乳類《ほにゅうるい》の中で一番長く2本足で立っているのは、人間**といっていいだろう。

生物は、4つのヒレを持つ魚類から4本足で這《は》う形に進化し、さらに2本足で立つように進化していった。

では、人間はどのくらいのあいだ、立っていることができるのだろう?

歩いたり、足を開いたり、どちらかの足に重心をかけたりしながらであれば長時間立っていられるが、実は直立不動、いわゆる〝気をつけ〟の状態ではたったの30分しか立っていられないのだ。

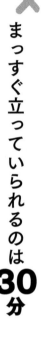

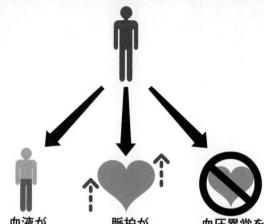

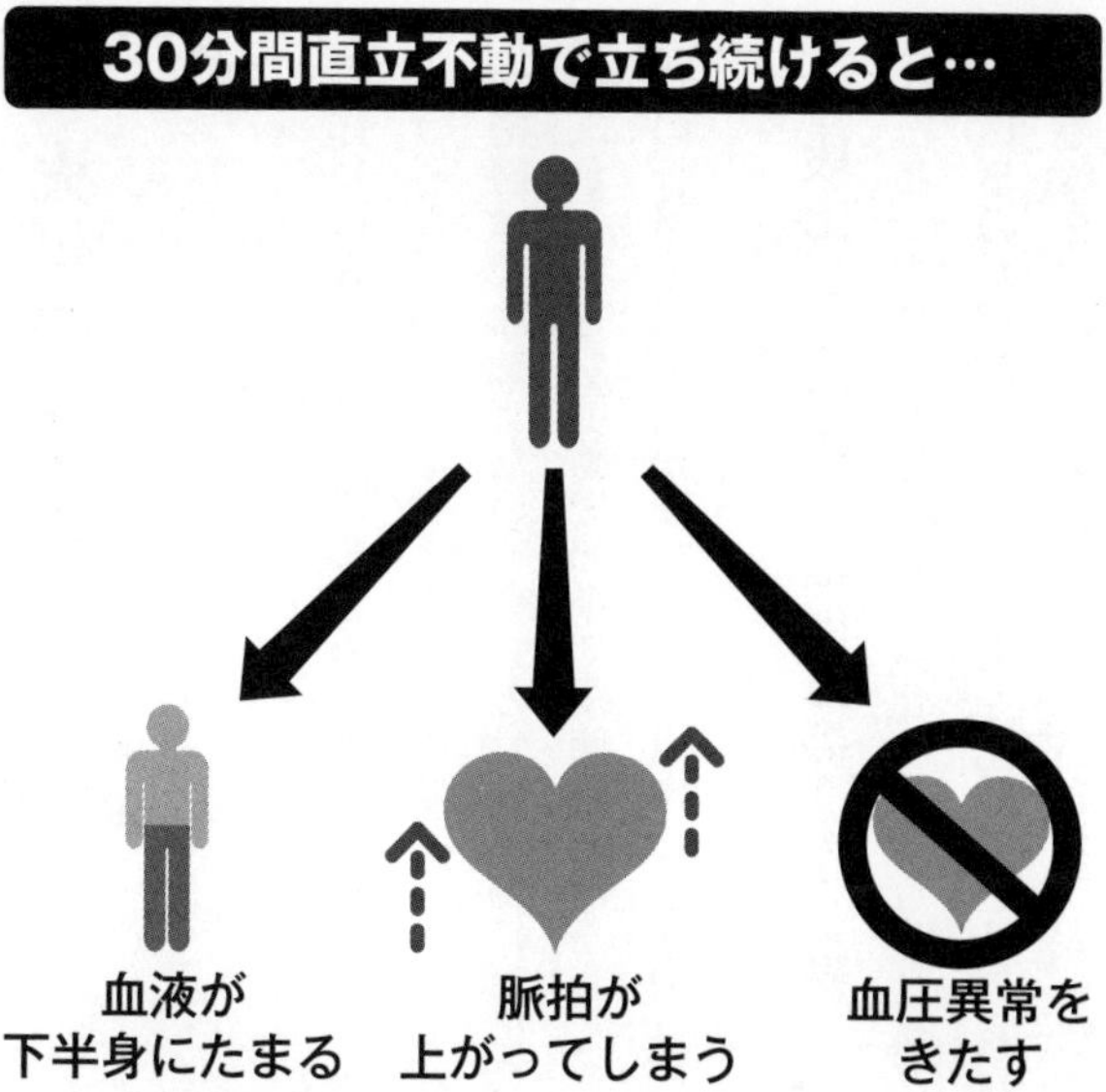

≪ 長時間の「気をつけ」で血圧異常に！

足を開いて立っている場合、足の筋肉は収縮したり弛緩《しかん》したりして筋肉の中の血液をスムーズに心臓に戻しているのだが、直立不動ではこれができない。

足を動かさないで立ち続けると血液が下半身にたまり、脈拍が高くなって血圧にも異常をきたすため、30分程度しかもたないのである。

火事場の馬鹿力は22t!?
――これを活かせば金メダルも夢じゃない!

人体には大小400あまりの骨格筋が存在し、歩く・走る・曲げる・伸ばす・持ち上げるなどあらゆる動きを生み出す。

骨格筋は関節をまたいで2つの骨の両側に対《つい》になってついていて、一方が収縮するとほかの一方が反動で伸びて関節が曲がるしくみになっている。

この骨格筋、実はかなりの力を出すことができるのをご存知だろうか。

《普段出している力はほんの2〜3割

なんと、すべての骨格筋が出せる力を合わせると、20〜22トンに達するともいわれているのだ。常にすべての力を出していると身がもたないので、**普段は2〜3割程度で体を守るシステムが働いているが、**火事などの非常事態に遭遇すると、骨格

骨格筋がすべての力を発揮すると…

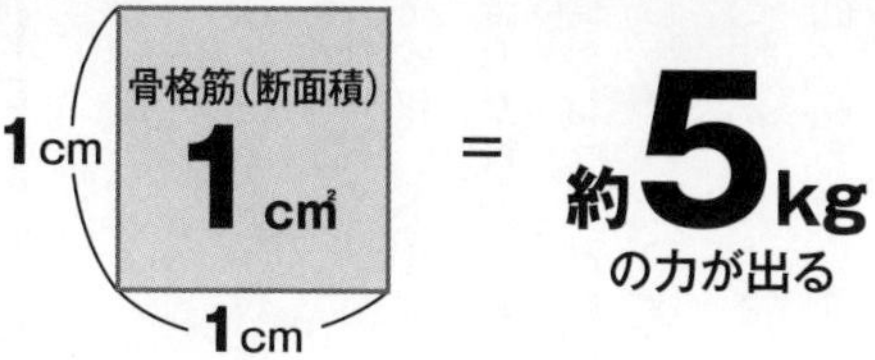

上下の歯を噛み合わす咬筋の場合

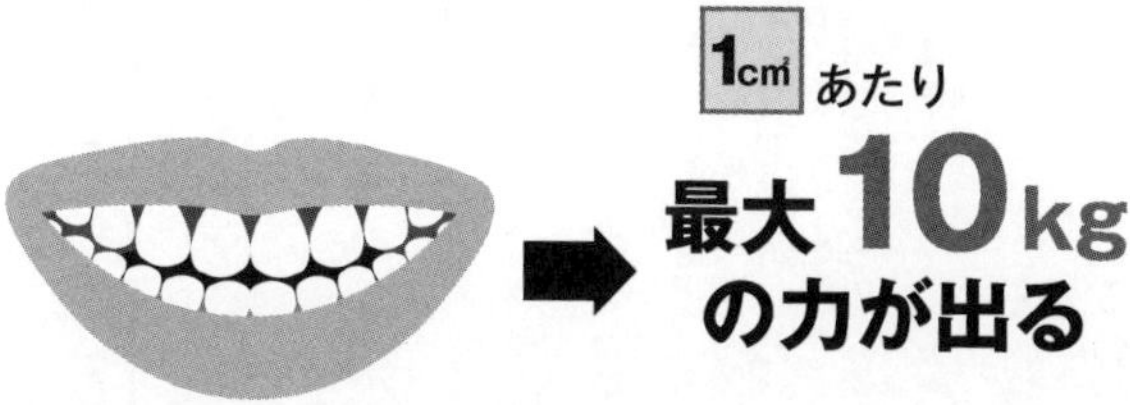

筋の守りシステムが解除されて、持っている力をすべて発揮できるそう。これがいわゆる〝火事場の馬《ば》鹿《か》力〟だ。

　この〝火事場の馬鹿力〟は、催眠療法や自己暗示などで引き出せるようになるため、いざというときだけでなく普段の生活でも使用することが可能とのこと。

　スポーツ選手は〝火事場の馬鹿力〟を上手に使えば、世界記録や金メダルも夢ではないだろう。

Column

人体と時間の不思議な関係

体内時計は24時間ではない!?

世の中は24時間単位を基本として動いている。しかし人間の生物学的な周期は、実は25時間であるという説が浮上した。

1976年、ドイツで行なわれた実験で、太陽から完全にシャットアウトした密室で生活した被験者の起床時間、体温、尿中のカルシウムなどのデータから、人間の体内時計は1日25時間であるとされたのだ。

しかしながらその後、この実験は人工照明など光の影響を受けており、精度に欠けるものであったとされた。個人差はあるものの、今ではおよそ24時間10分周期説が一般的である。いずれにせよ、24時間ぴったりというわけではないようだ。

1日10分といえど、それが積もれば大きなズレとなっていく。なぜ、私たちは1日24時間の地球上で、問題なく生活できているのだろうか。

▼私たちの体内時計は太陽により管理

実はこの体内時計、朝に太陽のまぶしい光にあたることで簡単にリセットすることができる。太陽の光を感じることで体が朝だと認識し、リセット後の10〜14時間後には、メラトニンという眠気を誘うホルモンが分泌されて、規則正しい生活を送ることができるのだ。

休暇中に、朝寝坊を続けて夜眠るのが遅くなってしまう現象は、朝、体内時計をリセットできていないためだ。規則正しい生活を送りたい人は、朝決まった時間に太陽光をきちんとあびることをおすすめする。

3章

精密すぎる！

そういえばうまくやってる よくできた「器官」

200度もの視野を持つ目
――後方での気配を感じられる理由

人間が持つ五感のうち、もっとも重要とされるのが視覚だ。
眼球の直径は10円玉とほぼ同じ大きさで、約24ミリ。このうち「ひとみ」と呼ばれる部分が瞳孔《どうこう》で、網膜に投射する光の量を調節している。ひとみが黒く見えるのは、網膜に入った光が跳《は》ね返らず吸収されてしまうためだ。

《光の量・遠近をたくみに操る超高性能カメラ!

人間の視野《しや》は、内側は鼻にさえぎられて60度以上は見えないが、**外側は100度**といわれる。左右合計すると200度だ。
なお、**上下については130度**(上60度、下70度)ほどの範囲を見ることができるようになっている。

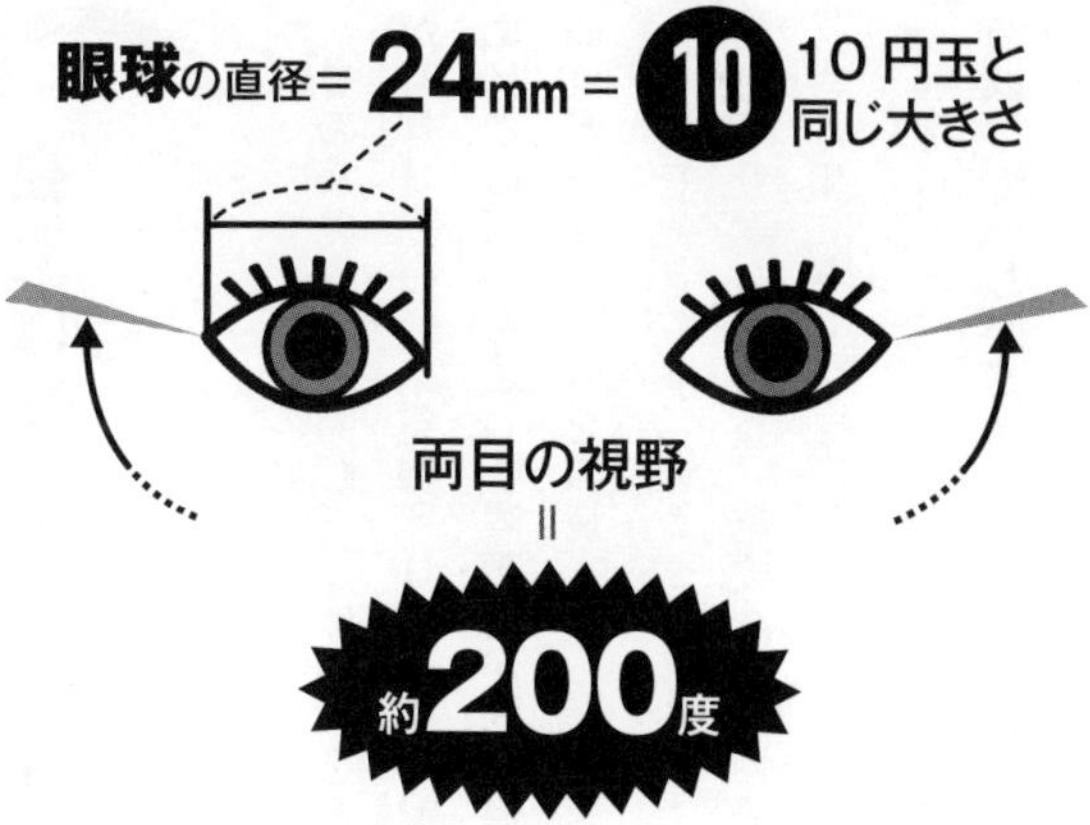

遠近の調節にかかわるのが、カメラのレンズに相当する水晶体。この厚みが変化し、光の屈折を変えている。

加齢により、この調節力が衰えたものが老眼だ。

人間の視野200度というのは、一見広くも思えるが、上には上がいる。イヌはおよそ240度、ウマにいたってはなんと350度もの視野をもっているのだ。

ウマがこれほど広い視野をもつのは、広い視野によって自分を捕食する肉食動物を素早く発見し、すぐに逃げられるようにするためである。

鼻毛は毎分250回振動する

——だから鼻くそはたまる？

鼻の穴の内側（鼻腔《びこう》）には切手1枚分ほど、約6・5平方センチメートルの面積があり、そこにある約500万個の嗅細胞《きゅうさいぼう》が分布して匂いを嗅ぎ分けている。**イヌにはこの匂いを感じる嗅細胞が約1億～2億個**もあるため、人間には及びもつかないほど様々な匂いを識別することができる。

鼻腔の粘膜を覆《おお》う細かいせん毛は、鼻孔側に向かって毎分約250回の細かな振動をくり返している。粘膜液にからめとられたゴミや細菌は、そうしたせん毛の働きで体外に排出されるのだ。

風邪を引くなどして鼻がつまったとき、のどが渇いたり炎症を起こしやすくなるのは、こうしたせん毛の働きが鈍くなるためである。

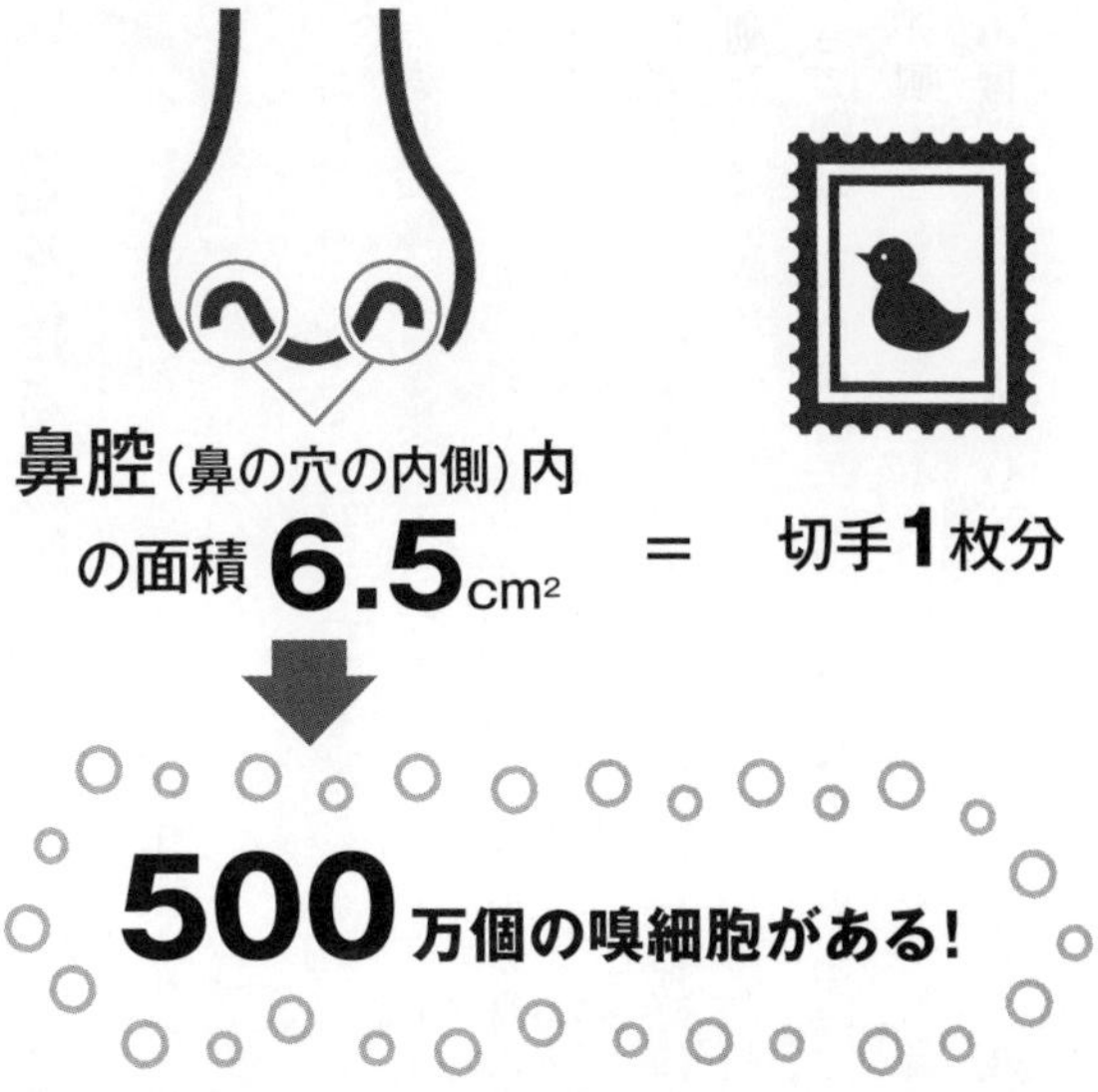

《ハイスペックすぎる空気洗浄機

鼻には呼吸器としての側面もあり、息を吸う際に、**空気中に含まれるチリを除く作業の60～70パーセントを担っている。**

さらに、呼吸するとき、肺や気管支といった呼吸器に冷たい空気が入らないよう、適切な加温・加湿を行なうのも、鼻の重要な役割のひとつである。

音を拾う鼓膜は極薄の0・1㎜
――イヤホンも爆音はほどほどに

耳は外耳《がいじ》・中耳《ちゅうじ》・内耳《ないじ》からなる。

外耳には、音を集めるパラボラアンテナのような耳介《じかい》と、鼓膜《こまく》に通じる2～3センチメートルの外耳道《がいじどう》などがある。そこから耳に飛び込んだ音は、厚さ約0・1ミリメートルの極薄の鼓膜を経て中耳に伝えられる。中耳では内耳のリンパ液に音を伝える3つの耳小骨《じしようこつ》が、その先の内耳では神経に音を伝える蝸牛《かぎゆう》といった器官が活躍し、音を感じることができる。

人間は、飛行機のエンジン音より少し大きい140デシベルまでの音ならなんとか耐えることができる。ただし、40デシベルの音で不眠に、80デシベルの音で食欲不振に、そして150デシベルほどになると、鼓膜が破れてしまうのだ。

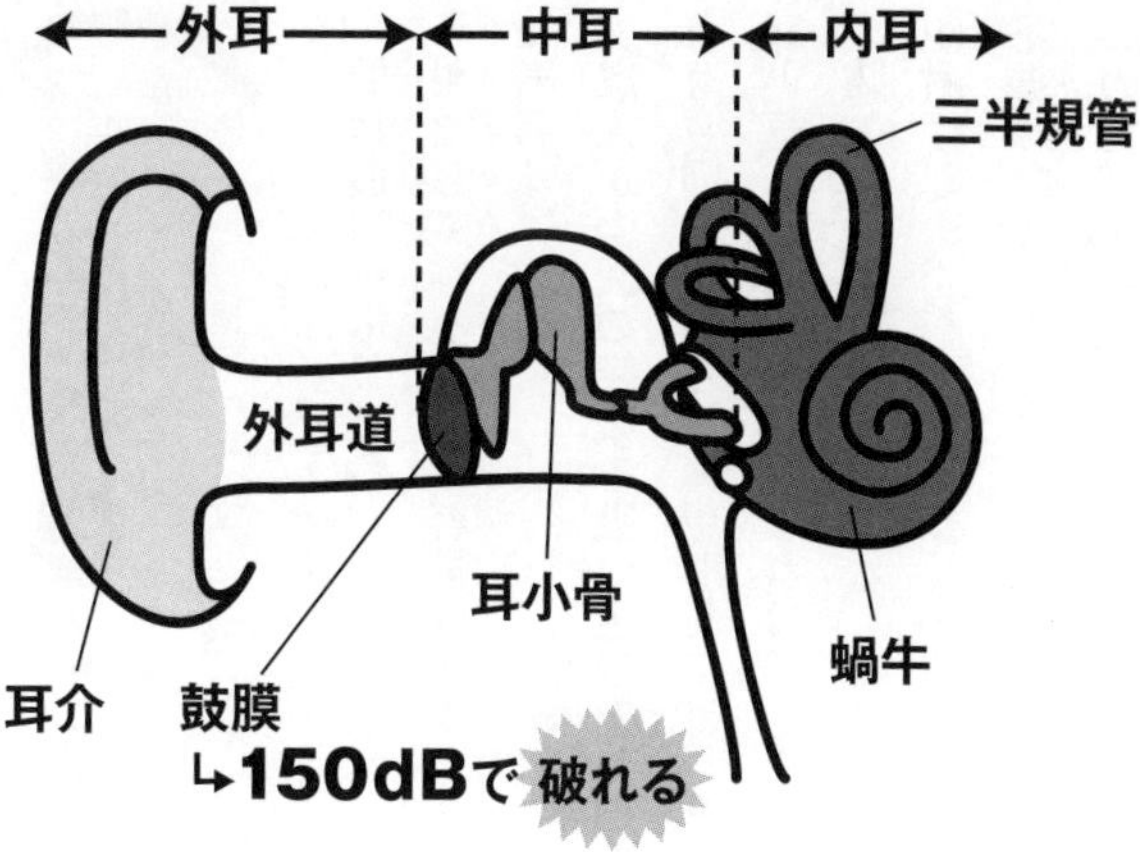

≪自分の声がまるで別人!?

音は2種類の経路で耳に伝わる。空気伝導と骨《こつ》伝導だ。

空気を伝わってくるのが空気伝導で、日常聴くほとんどの音はこちら。

一方、**骨伝導は鼓膜を通らず、頭の骨を伝ってくる。自分の発する声は、これと空気伝導の音が混ざったもの。**録音した声を聴くと奇妙な感じがするのは、それが空気伝導のみの音だからだ。

また、感覚器としての活躍が目立つ耳だが、平衡《へいこう》感覚を司ったり、気圧の変化を調節したりする役割ももっている。

一生で4億ℓの空気を吸う肺

——東京ドームの1／3を吸い尽くす

肺は酸素を取り込み、二酸化炭素（炭酸ガス）を排出するというガス交換の役割を果たしている。肺の容積は成人で2～3リットル、左右合わせると4～6リットルもある。

成人が1回の呼吸で吸い込む空気の量は0・5リットル。1日の呼吸数を2万6000回とすると、人生80年では約8億回。実に約4億リットルという膨大《ぼうだい》な量を吸い込むことになる。これは、東京ドームの約3分の1の量に匹敵する。

肺の中で何度も枝分かれして空気を通す気管支は、徐々に細くなり、先端が直径0・2ミリメートルほどのブドウの房のような小さな袋になる。これが肺胞である。空気に含まれる酸素はここで血液中に取り込まれ、代わりに二酸化炭素が排出されるのだ。

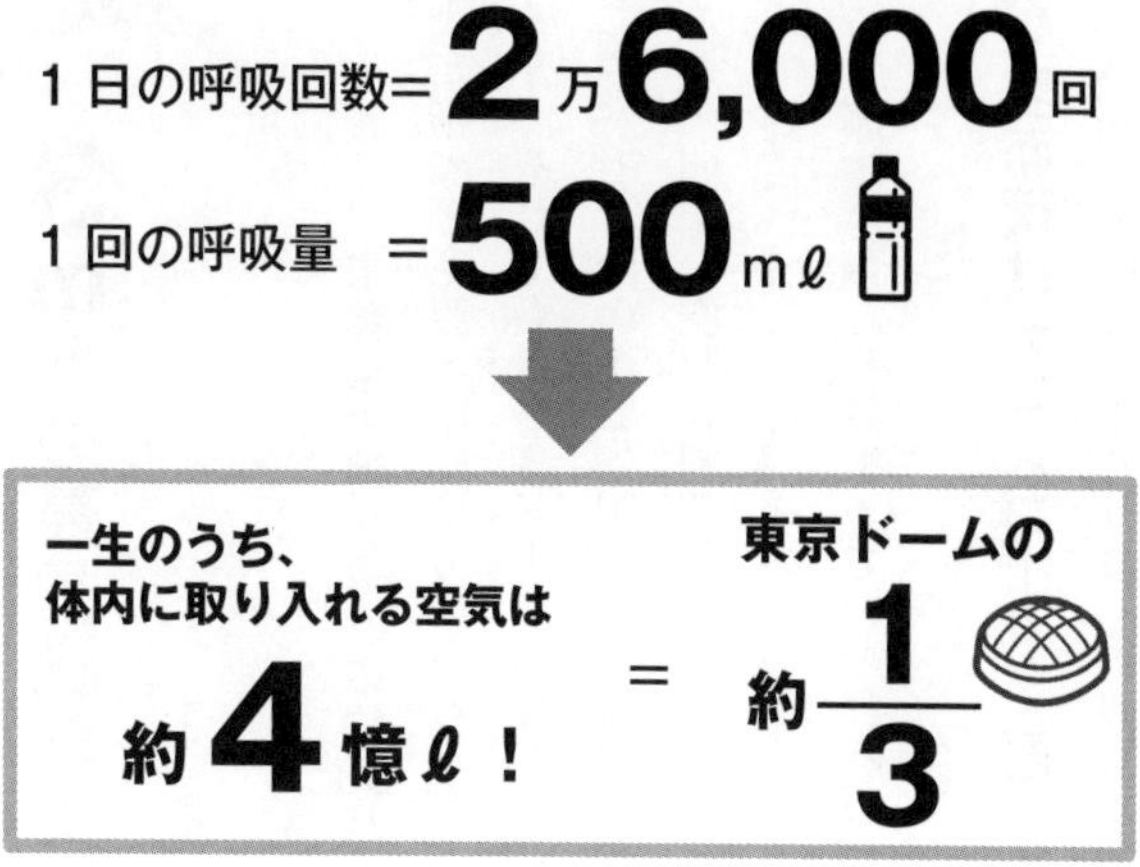

肺胞の数は左右合わせて3億～5億個。個人差があるが、身長が高いほど多いとされる。

«畳60枚分のフィルターで換気

また、肺胞の表面積は合計で約50～70平方メートルにもおよび、**深呼吸をした状態では100平方メートル**にも達する。これは畳1枚を1・6平方メートルと考えたとき、62・5枚分に匹敵する。

これだけ広大な表面積があるので、効率的に空気の入れ換えを行なうことができるのだ。

3mもの最長臓器・小腸
――あなたのお腹にも吊り下がっている

小腸は、**栄養素の消化吸収の約90パーセントを担う**臓器で、胃に近いほうから十二指腸《じゅうにしちょう》・空腸《くうちょう》・回腸《かいちょう》に分けられる。人体で最も長い臓器とされ、通常は縮んでいるが、それでも長さ3メートルほど、**これが死ぬと伸びて6メートルにもなる**。

約25センチの十二指腸はほとんどの部分が腹筋を主体とする腹壁に固定されているが、回腸と空腸は腸間膜《ちょうかんまく》というカーテンのようなもので吊《つ》り下げられ、お腹の後ろに固定されている。そのため、3メートルの長さでもからまらず、重力にも耐えて腹部にきちんと収まっていられるのだ。

《表面積はテニスコート1面分！

小腸の内壁には1ミリほどの無数の輪状のヒダがあり、表面は絨毛《じゅうもう》という細く短

小腸の長さ ＝ 約3m 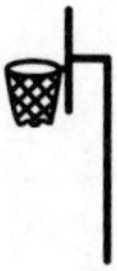
（バスケットゴールの高さに相当）

小腸の表面積 ＝ 約60坪 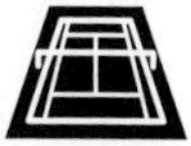
（テニスコートの広さに相当）

い毛に覆われている。数百万ある絨毛の中には、吸収した栄養素を運ぶ毛細血管とリンパ管が通っている。絨毛は小腸の表面積を増やし、栄養吸収効率を上げる助けとなっている。

ヒダと絨毛の表面も加えると、**表面積は円筒《えんとう》の状態より600倍近くも広がり**、その広さは約60坪《つぼ》に達するという。これは、ほぼテニスコートの広さに相当する。

なお、小腸の粘膜全体は約2500億個の上皮《じょうひ》細胞に覆われている。この細胞は単層の円柱状で、物質の吸収や分泌には適すが、簡単に壊れてしまうため、数日単位で新しいものに入れ替わっている。

100兆個もの細菌が宿る大腸

――オナラが出るのはどんなとき？

小腸で栄養分と水分のほとんどが吸収された食物は、続く消化管の大腸に到達する。そこで、余分な水分を徐々に吸収しながら進んでいく。

大腸は小腸に近いほうから盲腸《もうちょう》・結腸《けっちょう》・直腸に分かれ、**成人では約1・5メートルほどの長さ**がある。小腸ほどではないが、長い臓器だ。

大腸の壁にはくびれがあり、一定間隔で膨らんだりしているが、これは内容物をためるとともに、蠕動《ぜんどう》運動中に水分の吸収をしやすくするためだ。この働きにより、押し出されるように内容物が送り出され、直腸に至るまでに便がつくられる。

また、腸の表面を覆っている大網《だいもう》という膜にはリンパ球が混ざっており、大腸に紛れ込んでしまった細菌などを閉じ込めることができるのだ。

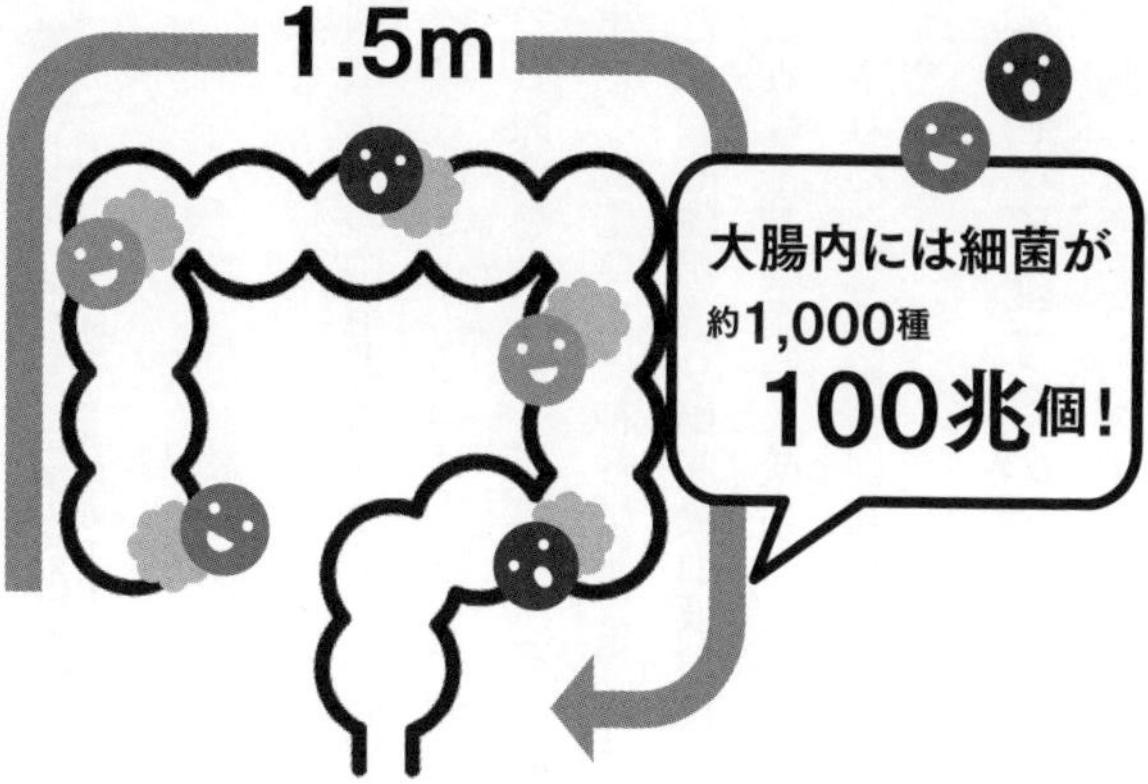

《オナラが口から出る!?

大腸内には**約1000種、100兆個もの細菌**がいて、腸内で消化吸収されなかった内容物を発酵・腐敗させ、炭酸ガスやメタンガスを発生させている。このガスは普通、腸管から吸収されるが、量が多いと吸収しきれずにオナラとなって体外に出る。**オナラを無理に我慢すると、腸管から血液中に溶け込んでしまい**、全身をめぐった後に尿と一緒に出たり、ときには肺を通じて口から出ることもある。

血液に混ざってしまうと肝臓に悪影響を与えることもあるので、我慢は禁物だ。

大脳の神経細胞は140億個！

――血液のわずかな供給不足が命取り

脳は人体の中枢《ちゅうすう》器官として、体の隅々《すみずみ》まで総合的にコントロールしている。

脳の8割を占めるのは大脳。その大脳を覆う大脳皮質は、多数のシワをつくることで表面積を大きくしており、その面積は新聞紙1枚分に及ぶという。

また、大脳にある神経細胞はなんと140億個。脳の重さは体重の約2パーセントだが、**心臓が送り出す全血液の15～20パーセントほどは脳に使われる。**

これは、神経細胞に酸素と栄養分を供給するためだ。この供給がわずか5秒でも中断されると意識障害が起こり、**数分以上続くと生命の危機**に直結する。

《右脳が支配するのは右でなく左！

大脳には左右2つの半球があり、右脳は創造的な発想や直感力を司り、左脳は思

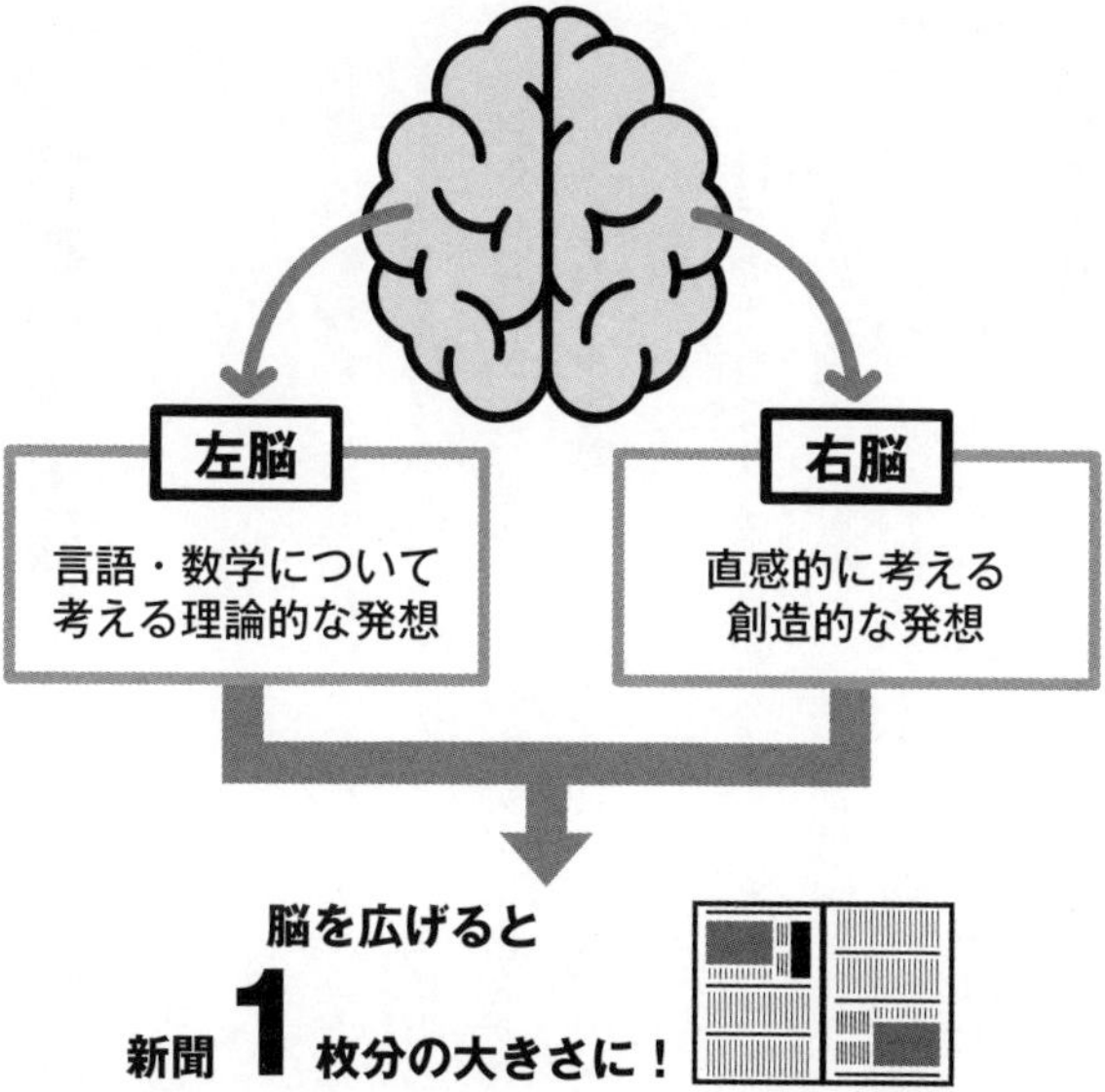

考や論理を司る機能を持っている。

大脳と体の各部位をつなぐ神経は途中で交叉《こうさ》しているため、脳が手足に指令を出すときは、右脳からの指令は左半身に、左脳からの指令は右半身に伝達される。

つまり、もし脳梗塞となってしまった場合には、右脳で起これば左半身に、左脳で起これば右半身に影響が出るというわけだ。

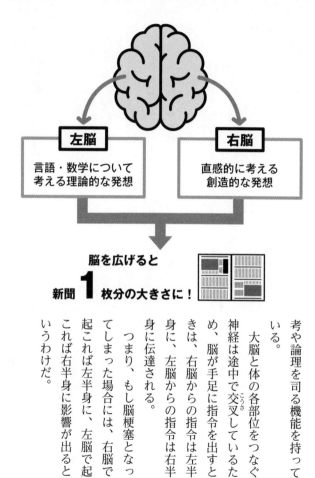

臓器の中で最重量1・5kgの肝臓
――なんでそんなに重いのか

肝臓は、栄養素の分解・合成・貯蔵、アルコールやニコチンなどの有害物質の解毒、消化吸収を助ける胆汁の生産などを一手に担っている。

具体的には、腸内で単糖となった炭水化物をブドウ糖に化学処理して体中に送ったり、余ったブドウ糖をエネルギー源であるグリコーゲンに変えて貯蔵するなど、大活躍しているのだ。

肝臓はこのような化学処理を数千種類も行なっているという。

また、大量の血液を貯蔵し、循環血液量が不足したときに補うのも重要な役割のひとつだ。肝臓には、栄養素を乗せた血液が1分間に1～1・8リットルも流れ込む。これは、**心臓から送り出される血液の約30パーセント**に相当する。

男性で1000～1500グラム、女性で1000～1300グラムと、他の臓

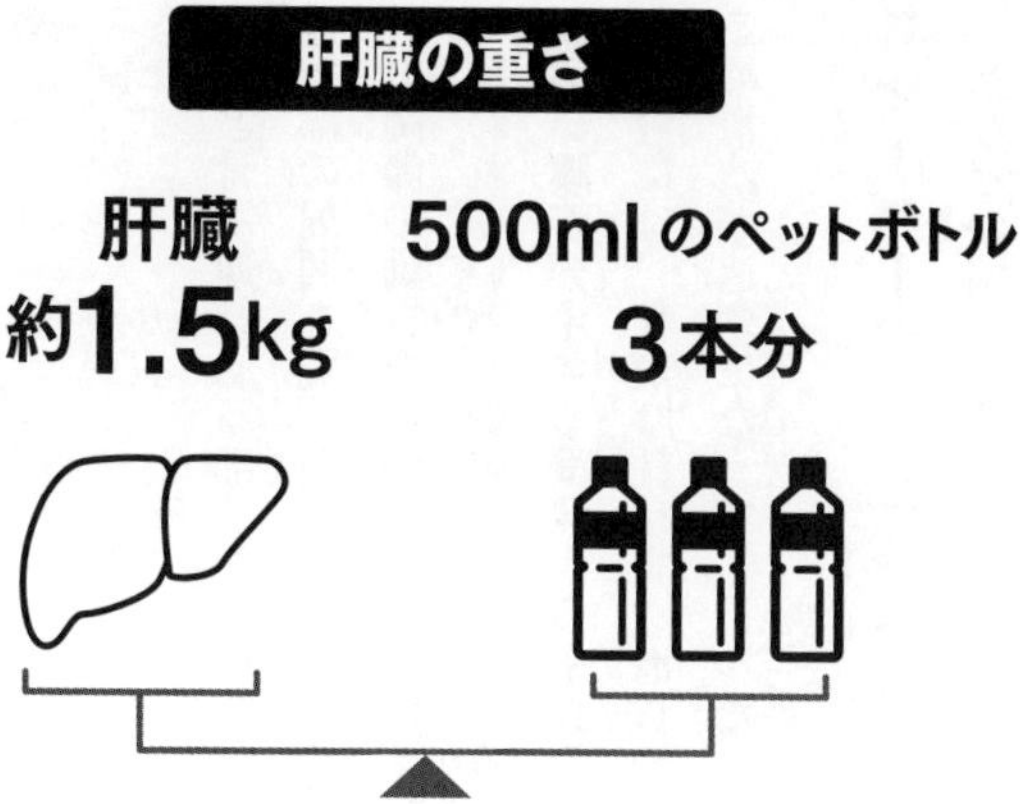

器に比べて重いのも肝臓の特徴といえるだろう。

最高温の臓器でもある

肝臓の働きは多岐にわたるため、多量の熱を発生させる。

人体が産み出す熱量は、普段の生活では1日約２７００キロカロリー程度といわれる。器官別では骨格筋がおよそ１５７０キロカロリーとダントツだが、**肝臓は2番目に多くおよそ600キロカロリーを産出**している。

これは基礎代謝の22パーセントにあたり、臓器ではナンバー1である。

1日に10万回動かされる関節
――だからあちこち痛くなる

骨と骨が連結する部分が関節で、関節頭《かんせつとう》（凸面）と関節窩《かんせつか》（凹面）が向き合い、連結部の周囲を関節包《かんせつほう》という膜が袋状に包んでいる。また、その外側を靱帯《じんたい》がつないで関節の動きを補強。連結した2つの骨の先端は、骨同士が擦《す》れないよう、軟骨《なんこつ》で覆われている。**軟骨には血管がないため、代わりに関節包の内側にある滑膜《かつまく》という薄い膜が分泌する滑液《かつえき》から栄養を補給**している。

滑液には、骨が摩耗《まもう》せず、滑《なめ》らかに動くための潤滑油《じゅんかつゆ》の役割もある。ちなみに、この滑液が過剰になってしまったときのことを「水がたまる」という。

《オーバーワークさせないために

指などの関節を曲げて音を鳴らす行為は、軟骨を傷つけてその修復で関節が太く

関節の構造

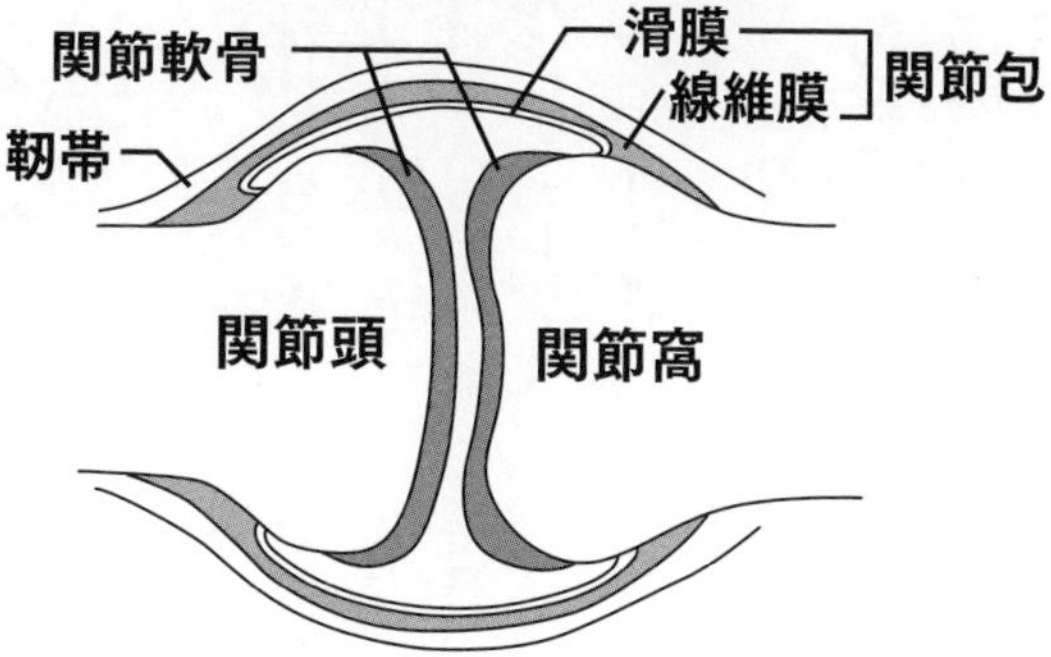

なってしまうので要注意。

人間は1日に約10万回も関節を動かすため、各関節はかなりの耐久力をもっているが、**軟骨の厚さは加齢に伴い薄くなる**。そして、軟骨がすり減り変形してしまうと、関節痛となる。

これは年齢が上がるほど増える症状だが、若年でも発症しやすいタイプがある。

まず太っている人は過剰な負担がかかるため、関節痛を起こしやすい。O脚の人も、内側の関節に力が入っているので軟骨が変形しやすいのだ。衰《おとろ》えるクッションカを補強する意味でも、ある程度の筋肉をつけることが望ましい。

日本人の頭髪は約10万本

――外国人と異なる髪の毛事情

人間の体は、唇や手のひら、足の裏、亀頭《きとう》など一部を除いて全身に毛が生えている。そのうち代表的なものといえば、やはり頭髪になるだろう。

頭髪は日本人の場合、頭全体で平均して10万本ほど生えている。

欧米人は日本人よりもやや多く、14万本ほど。ただし、太さを比較すると日本人は80マイクロメートル、欧米人は50マイクロメートルと、こちらは日本人に軍配が上がる。

《髪の毛髪は「死んだ組織」!?

毛髪は皮膚が角質化したものであり、いわば「死んだ組織」だ。よって、切っても痛くないのである。

頭髪の数と太さ

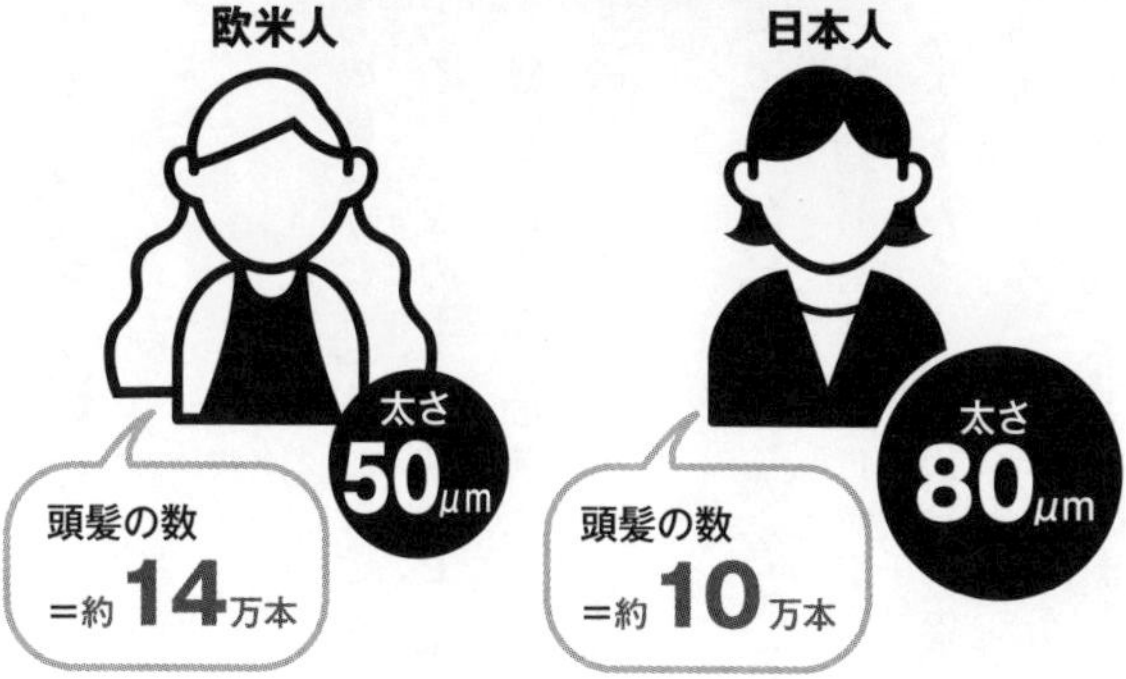
欧米人
太さ
50μm
頭髪の数
=約14万本
日本人
太さ
80μm
頭髪の数
=約10万本

生きているのは毛根だけで、そこにある毛球という球状のふくらみの中で毛母《もうぼ》細胞が分裂をくり返し、毛髪がつくられている。

成長が止まって古い毛根の細胞が死滅すると、毛髪は自然に脱落、再び細胞分裂が始まって新しい毛が生える。**寿命は3〜6年程度で、1日におよそ50〜100本が自然脱毛する**とされる。

体毛の成長は男性ホルモンによってうながされるが、頭髪は女性ホルモンが成長を助けている。

男性で胸毛やヒゲが濃くても頭髪が薄くなるのはそのためだ。

ガラスより硬い！　モース硬度7度の歯

――「奥歯を食いしばる」力は!?

私たちの歯はかなり頑丈にできている。鉱物《こうぶつ》の硬さを示す「モース硬度」というものがあるが、そのモース硬度で、歯の表面のエナメル質の硬さは、7～8度に相当する。**鉱物では水晶と同等**だ。ちなみに人の爪《つめ》は、モース硬度2・5ほど。他に身近なものだと、ガラスがモース硬度5程度である。

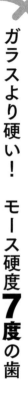

《奥歯を食いしばると体重並みの力がかかる

また、哺乳類の歯は一度しか生えない一生歯性《いっせいしせい》か、一度だけ生え替わる二生歯性だ。いうまでもなく人間の場合は後者で、最初に乳歯という歯が、生後7カ月後くらいから生え始める。

乳歯は満2～3歳を迎える頃までに計20本が生えそろう。乳歯が抜けると代わっ

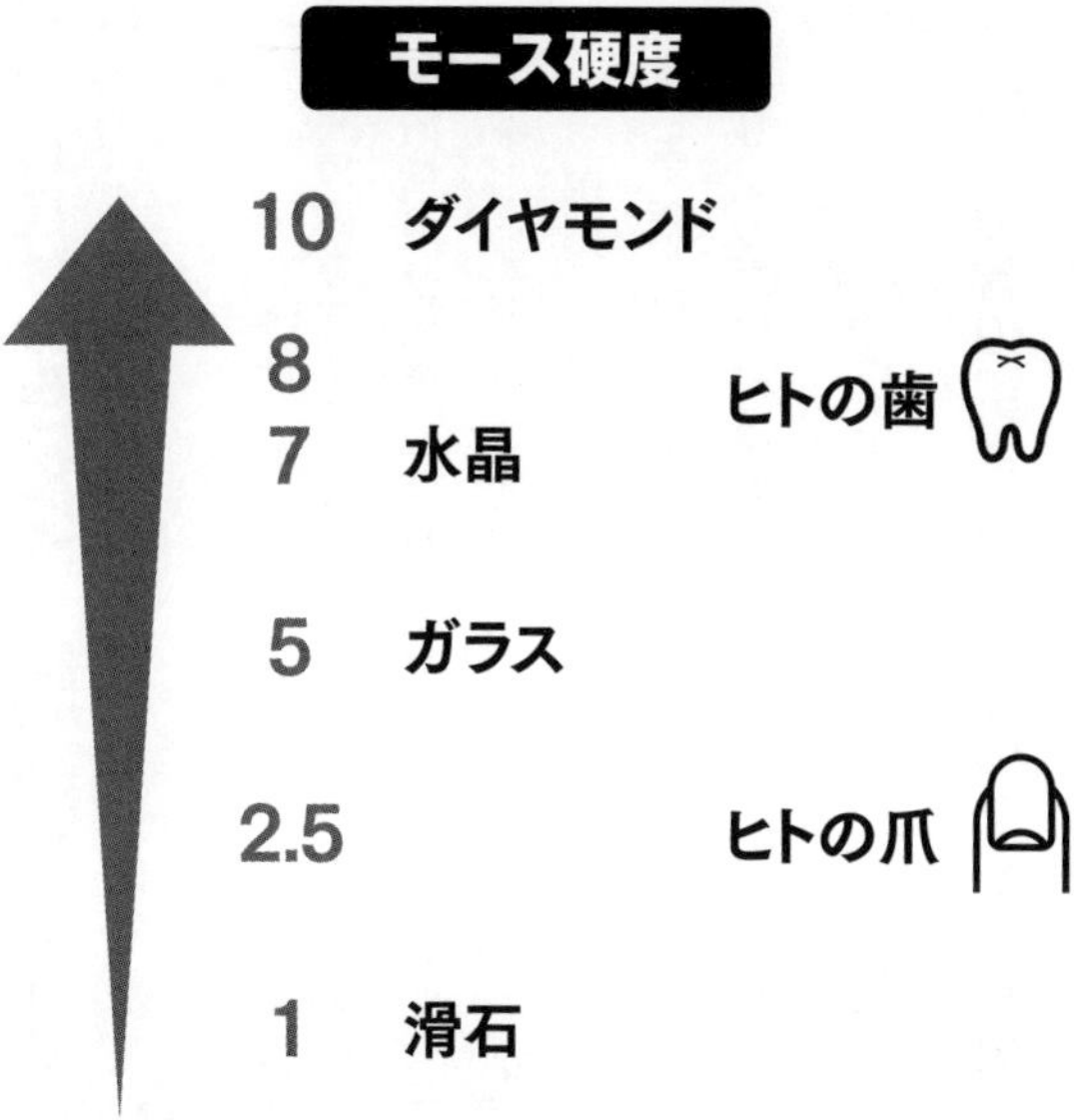

て6歳頃から生えてくる永久歯は、切歯《せつし》・犬歯《けんし》・小臼歯《しょうきゅうし》・大臼歯の4種類に大別される。

薄くて平たい切歯は食物を噛み切るのに、尖《とが》った犬歯は肉などを引き裂くのに適している。噛み合わせ面が大きい臼歯は、食物を細かくすりつぶすのが役目だ。

力を入れるときに誰しも**奥歯を食いしばるが、このとき奥歯にかかる力は体重に匹敵**する。歯にはそれに耐えられるだけの硬さがあるのだ。

骨は一生で150個なくなる？

——骨にも「個人差」がある

人間の体を支える骨は、成人で平均２０６個ある。

その構成は頭蓋《とうがい》23、耳小骨《じしょうこつ》6（ツチ骨2、キヌタ骨2、アブミ骨2）、胸部25（肋骨《ろっこつ》24、胸骨1）、上肢64、脊椎《せきつい》26（椎骨《ついこつ》24、仙骨《せんこつ》1、尾骨《びこつ》1）、下肢62となっている。「平均」というのは個人差があるからだ。

また、新生児のときはもっと多くて約３５０個の骨がある。これが**成長に伴って融合し、しだいに減少**していくのである。成長の限界は、およそ男性18歳、女性15・5歳である。

《 最小の骨の重さは１円玉の２５０分の１！

骨はそれぞれ形状も異なるが、大きさにもかなりの差がある。

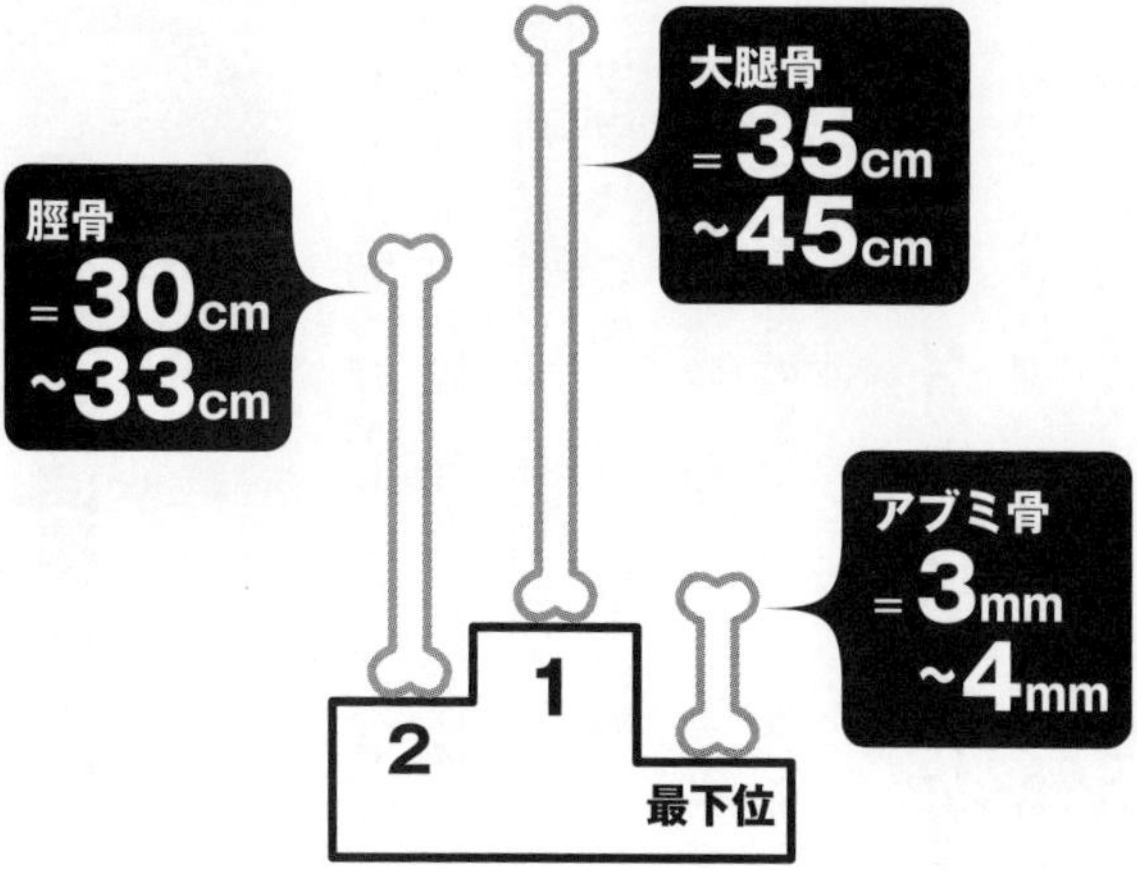

たとえば、ヒトの骨で**最大のものは大《だい》腿骨《たいこつ》**（太ももの骨）。その長さは成人で**約35〜45センチ**である。
次に長いのが脛骨《けいこつ》（膝から足首までの骨）となっているが、一方、**最小の骨はアブミ骨**。
耳の中にある耳小骨のひとつで、鼓膜の振動を内耳のリンパ液に伝える役割を持っている。その長さは**約3〜4ミリ**ほど。重さも約4ミリグラムしかない。
こうした大小様々な骨が、建物の骨組みのように、各種臓器をはじめとした諸器官を支え、外部からの衝撃などから人体を守っているのだ。

皮膚の表面積は平均1・6㎡

――ここから1日500㎖の汗が出る

体表面を覆う皮膚《ひふ》は、成人で平均1・6平方メートル。**畳約1枚分の広さ**がある。主な働きは、外界の刺激からの保護、触・圧・痛・冷・温といった感覚作用、発汗《はっかん》や皮膚の収縮による体温調節などだ。

皮膚は、表皮《ひょうひ》・真皮《しんぴ》・皮下組織で成り立ち、重量は合計で体重の約16％もあるという。皮膚の表皮の厚さは、平均して約0・1～0・3ミリ。ただ、**手のひらで約0・7ミリ、足の裏では約1・3ミリと、よく使う場所は厚みが増す。**

《皮膚は1カ月かけてアカになる!?

皮膚の成長は速い。常に再生をくり返すことで新陳代謝《しんちんたいしゃ》を行なっている。

新しい細胞は皮下組織の最下層でつくられ、成熟しながら徐々に表面に向かって

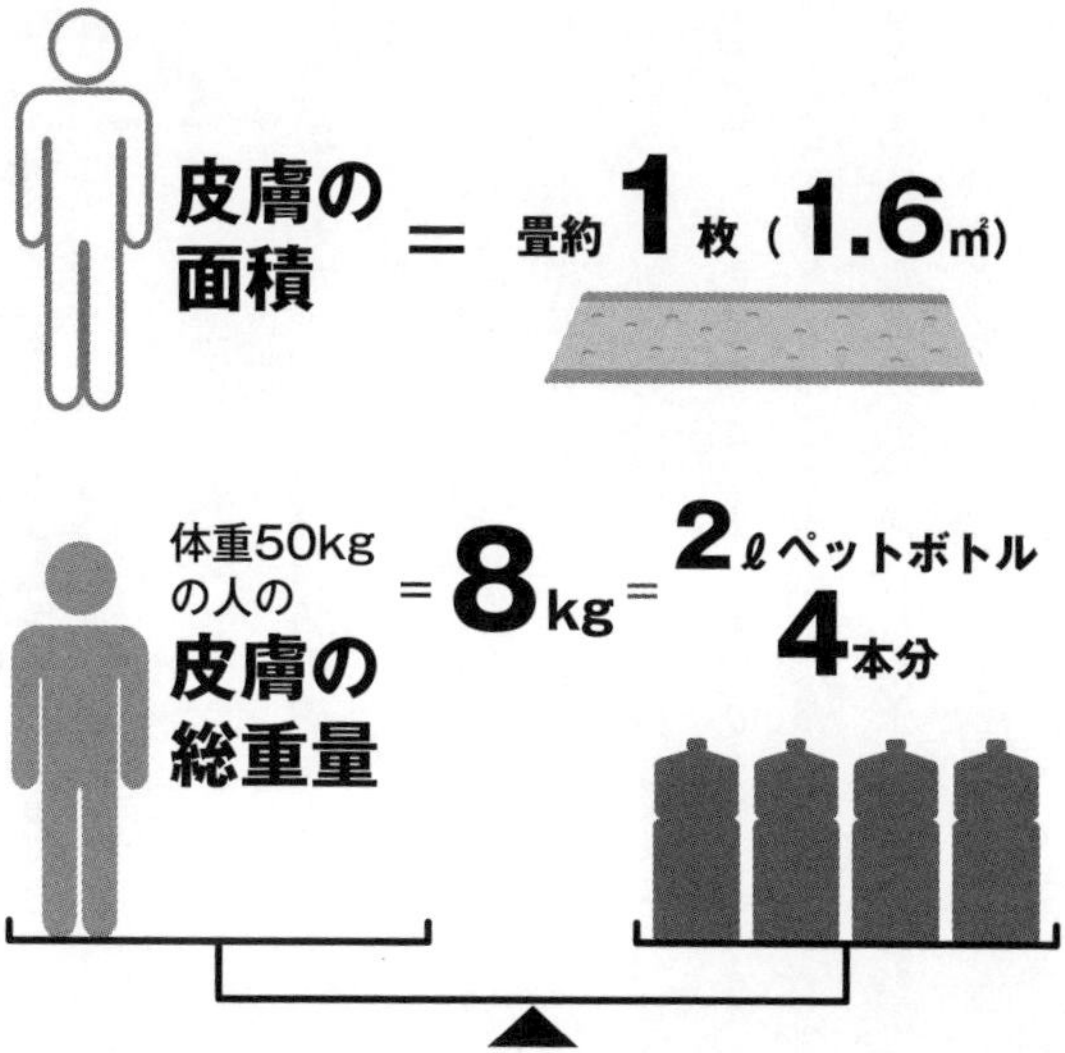

移動していく。

そして細胞が古くなって死滅すると、角質化して剥《は》がれ落ちる。これがアカと呼ばれるもので、**成人で1日に約50億個の細胞がアカとなって剥《はく》落《らく》**する。

また、皮膚には多数の汗腺があるが、そのうち活動しているのは約230万個。人体はこの汗腺から通常、1日約500ミリリットルの汗を分泌し、体温調節を行なっているのだ。

おっぱいの9割が脂肪

——だから母乳は白かった

乳房《ちぶさ》の90パーセントは脂肪組織からなる。残る10パーセントが乳腺《にゅうせん》組織。乳腺はゴリゴリしているので触って確認することができ、1つの乳房に15～20個ほどある。

女性は思春期になると、卵胞《らんぽう》ホルモンの分泌により乳腺が発達し、乳房がふくらむ。妊娠《にんしん》時にも乳房がふくらむが、これは乳汁《にゅうじゅう》（母乳）がつくられるためで、一時的なもの。乳汁分泌ホルモンは妊娠中から分泌されるが、**乳汁の生産が始まるのは分娩《ぶんべん》後、胎盤《たいばん》が排出され、乳汁の分泌を抑えていたホルモンがなくなってから**だ。

よくできたもので、赤ちゃんが乳首を吸うと、反射的に乳汁が出るしくみになっている。下垂体《かすいたい》から分泌されたホルモンが乳房の筋肉を収縮させ、乳汁の分泌がうながされるためだ。

出産後数日間は黄色っぽい乳汁が出るが、これは初乳《しょにゅう》といって免疫物質がたくさ

胸の構造

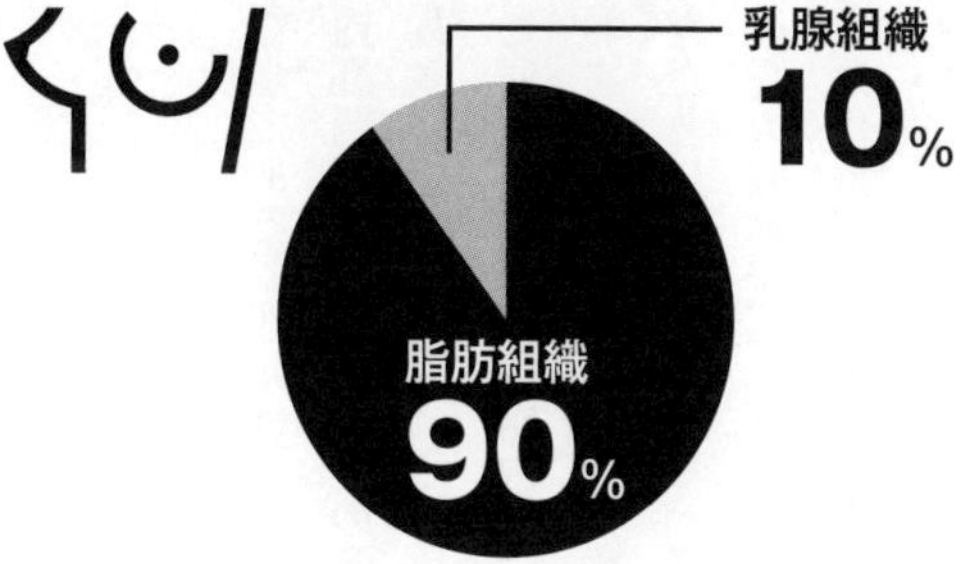

ん含まれている。生後1〜2週間以降に出る成乳《せいにゅう》になると、赤ちゃんの成長に必要な脂質や糖質が増え、タンパク質が減って半透明の液体になる。

《 赤い血液から白い母乳ができるワケ

母乳は血液からつくられるが、**赤血球は含まれておらず、脂肪の粒が入っているため白い**。また、10ミリリットルの母乳をつくるには、50ミリリットルもの血液が必要ともいわれる。健康な血液のためにも、授乳中の母親は良質な栄養をたっぷりとることが必須《ひっす》なのだ。

うんちを我慢するための2段階構造

――簡単には漏れないありがたいメカニズム

消化管の終点である肛門には、反射で動く**不随意《ふずいい》の（自分の意志によっては制御できない）内肛門括約筋《ないこうもんかつやくきん》**と、**自分の意志で動かすことのできる外肛門括約筋《がいこうもん》**の2種類の筋肉がある。

形成された便がたまり、直腸内が一定以上の内圧になると、排便反射が起こって便意をもよおす。すると、内肛門括約筋がゆるむと同時に下腹部《かふくぶ》の腹圧が上がる。このとき、ただちに排便が起こるわけではない。

いきんで直腸の収縮が起こり、外肛門括約筋がゆるむことで、便が肛門から排出される。電車に乗っている最中にかぎってとてつもない便意におそわれるという経験がある人もいるだろう。そんなときも、外肛門括約筋の活躍があって、初めてトイレまで我慢することが可能となるのだ。

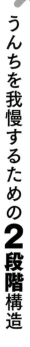

排便が起こるまで

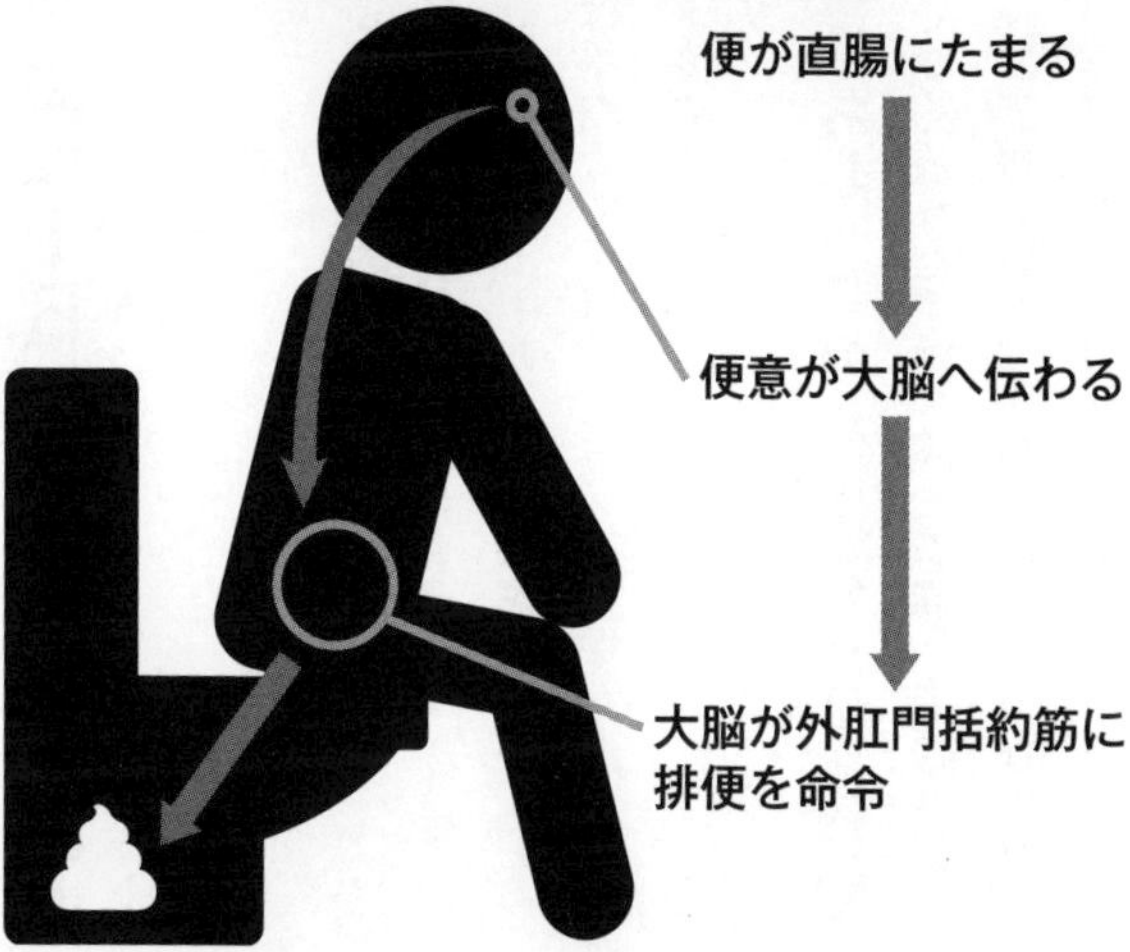
便が直腸にたまる
便意が大脳へ伝わる
大脳が外肛門括約筋に
排便を命令

肛門もいたわろう

ちなみに痔《じ》になる理由は、肛門周辺の静脈に逆流を防ぐ弁がなく、血液がたまりやすいからである。**腹部の静脈血が肛門にたまり、うっ血してしまうと痔となる**のだ。

痔を防ぐためには、バランスのいい食生活を心掛けることだ。そうすれば、便通もスムーズで肛門に負担をかけずにすむのだ。

腎臓は1日に1・5tの血液をろ過
——尿には老廃物が大大大集合

血液をろ過して生成される尿によって、私たちは体内で発生した老廃物を体外に排出している。腎臓は、1日におよそ1・5トンもの血液をろ過し、**1日で500〜2000ミリリットルほどの尿を生成**しているのだ。

成人は平均して1日5〜6回の排尿があるが、水分を多くとったときは10回程度まで増えることもある。

《膀胱はおしっこの量に合わせて伸び縮み

腎臓でつくられた尿は、尿管を通って約5秒に1回ポタポタとゆるやかなスピードで膀胱に落ちていく。人体は尿をある程度ためてから排泄するため、膀胱の外側は伸び縮み可能な袋状の筋肉でできている。

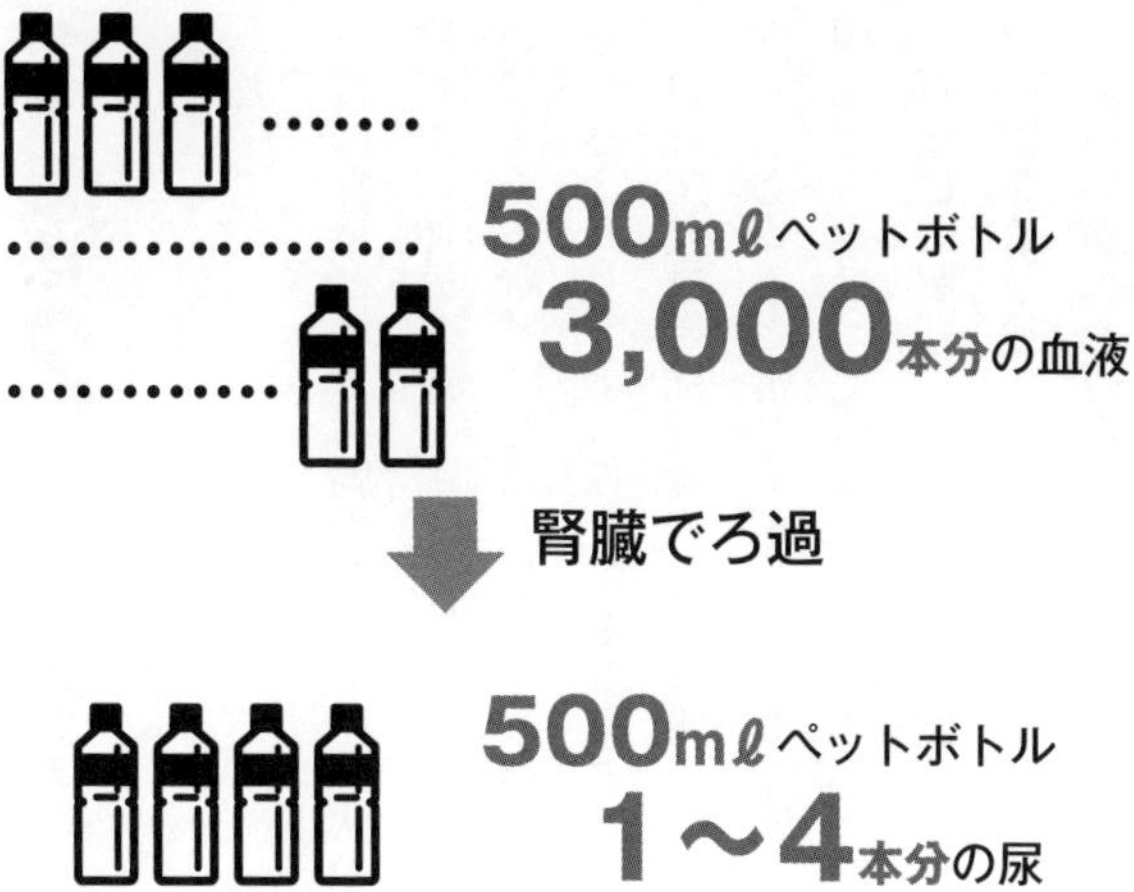
500mℓペットボトル
3,000本分の血液
腎臓でろ過
500mℓペットボトル
1〜4本分の尿

膀胱の通常時の容量は、成人で５００ミリリットルほど。その外壁は、通常厚さ1センチほどだが、尿がたまるうちに引き伸ばされて3ミリ程度にまで薄くなる。**尿が２５０ミリリットルほどたまると内圧が高くなり、神経が刺激される。**すると、その情報が脳にまで伝わり、尿意を感じて人間はトイレに向かうのだ。

肛門と同様、膀胱の出口には内尿道括約筋と外尿道括約筋があり、両者をゆるめることで排尿が起きる。尿意をもよおすと内尿道括約筋は自然にゆるむが、外尿道括約筋は自分の意思でコントロールできるため、排尿を我慢できるのだ。

胃は2ℓの食物を貯蔵

——胃もたれの傾向と対策

胃は食道と十二指腸の間にある袋状の消化管。空っぽのときは50ミリリットル程度だが、伸縮するため、食物が入ってくると1200～1600ミリリットルくらいにふくらむ。これは、ビール大瓶2～2・5本に匹敵する容積だ。最大では、2000ミリリットルほどにもなるという。

胃の主な働きは、食物を一時的にせき止めてタンパク質を分解、塩酸とペプシンからなる胃液と混ぜて消化吸収しやすくし、少しずつ十二指腸に送り出すこと。殺菌なども行なっている。

胃壁は、腸につながる出口（幽門《ゆうもん》）に向かって1分間に3～5回、12～20秒間隔で収縮をくり返す。これが蠕動だ。胃液で消化された食物は半流動状になり、蠕動によって腸へと送られていくのだ。

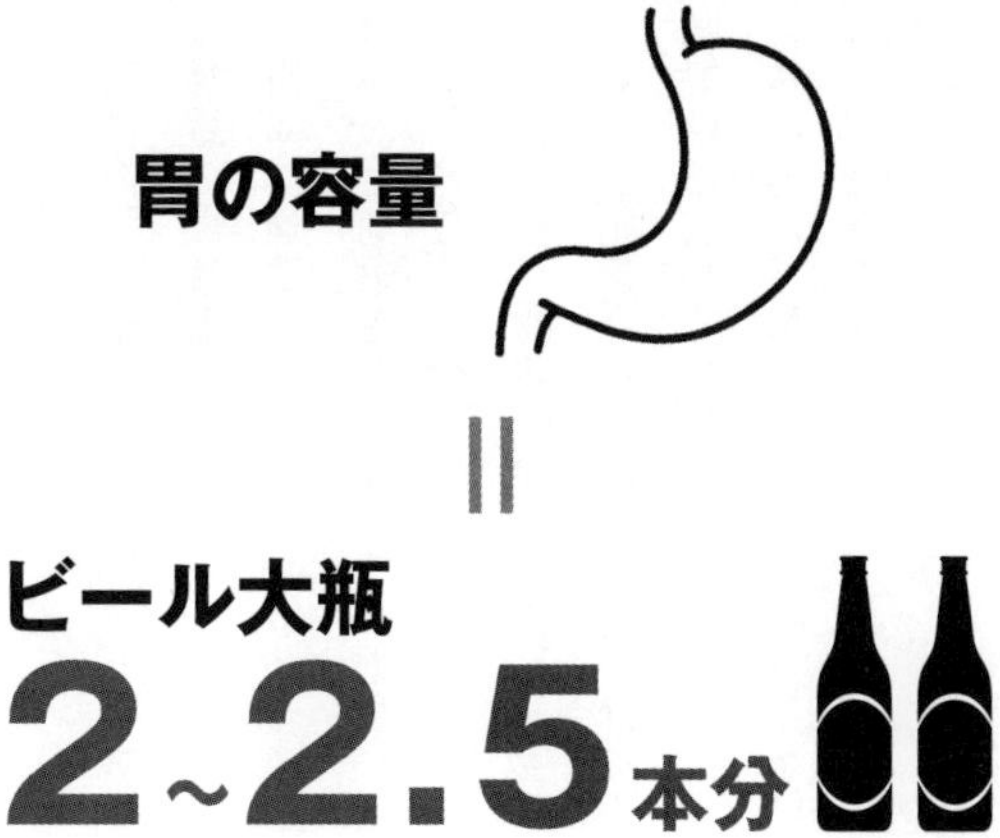

このスピードは食物の量や性質によって異なる。通常であれば、1~2時間で胃を通り抜けるが、**固いもの、脂っこいものなどは、3~4時間ぐらいかかる**場合もある。

《 ストレスと胃の深い関わり

強酸性の胃液が胃自体を消化しないのは、胃壁《いへき》が胃粘液によって保護されているためである。また、粘膜細胞は新生も早く、軽い損傷であれば数日で修復される。

ただし、疲労やストレスなどは、この胃粘膜の防御機能を低下させてしまう。

食べすぎや飲みすぎ以外で胃もたれが起きるときは、ストレスが原因であることが多い。

胃は内臓の中でも、特にストレスの影響を直に受けてしまう。なぜなら、**胃は自律神経の働きと深い関わりをもっている**からだ。

自律神経は、緊張しているときに働く交感神経と、リラックスしているときに働く副交感神経をコントロールしている。ストレスを感じるとそのバランスが崩れてしまうのだ。

交感神経が活発になりすぎると、胃の蠕動運動が弱くなって胃もたれを起こす。反対に、副交感神経が刺激を受けると胃液の分泌が増加しすぎて胃が荒れ、胃痛や胸焼けになってしまうのだ。

ちなみに、市販の胃薬を飲むときは、どちらの症状かによって種類が違うので注意が必要である。

直径36cmまで広がる子宮
――ニワトリに卵がラグビーボールに

体内にある女性生殖器は卵巣・卵管・子宮・膣《ちつ》からなり、文字どおり、生殖行為には必須の器官だ。

このうち卵巣は長さ2・5～4センチほどで、子宮の両側にあり、毎月1個の卵子を左右交互に排卵している。

ちなみに、女性が一生に排卵する卵子の数は400～500個といわれている。卵巣でつくられた卵子が卵管を通過中に受精すると、約1週間で子宮の内膜に着《ちゃく》床《しょう》し、母体から栄養をもらうようになる。

その後、3～4週間後には体長1センチまで成長。8週目では、もう脳や心臓などの器官ができてくる。そうして、出産までのおよそ38週間を子宮で過ごすのだ。

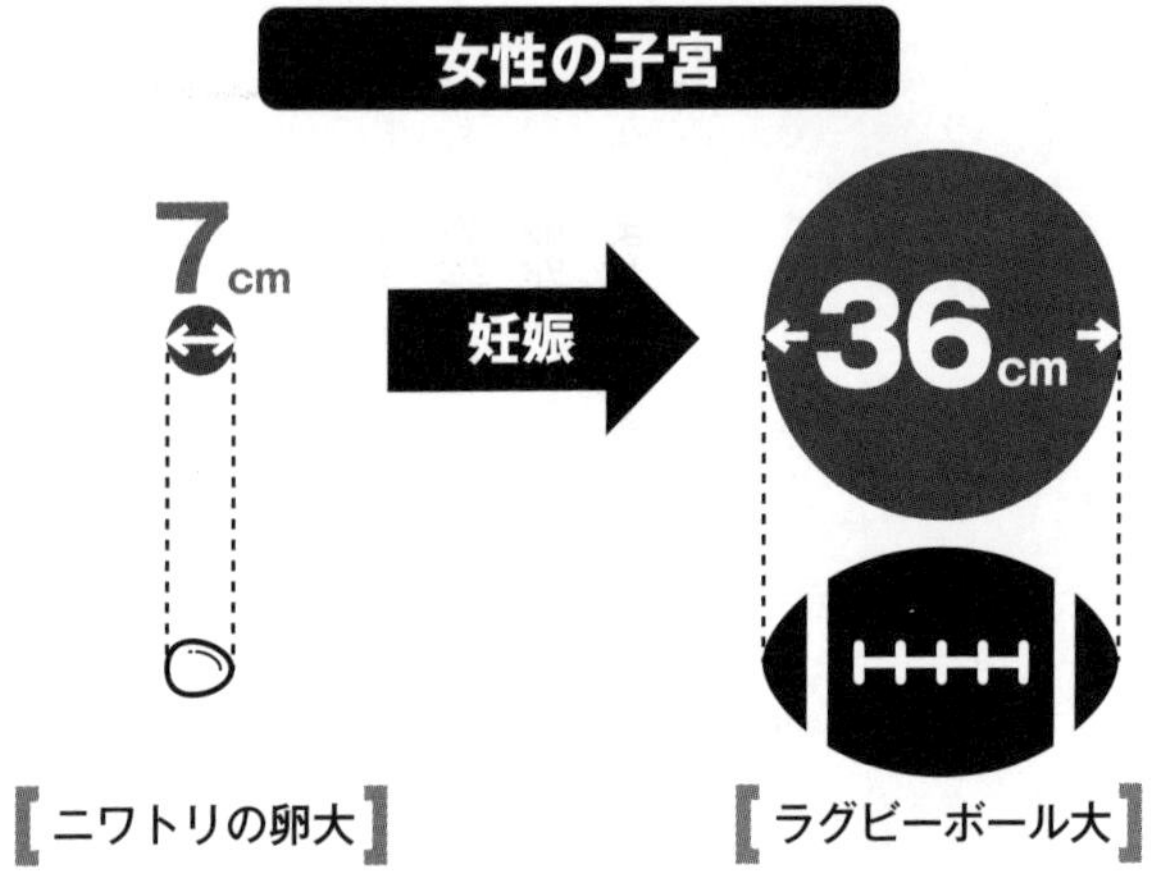

《 子宮は5倍、子宮口は2000倍以上に拡大

子宮は直腸と膀胱の間に位置し、洋ナシ型をしている。

子宮は通常、長さ約7センチ、幅約4センチとニワトリの卵程度の大きさしかないが、妊娠すると胎児の成長に伴って拡張し、妊娠末期にはおよそ5倍、長さは36センチ程度にまで大きくなる。同時に、子宮の入り口（子宮口《しきゅうこう》）の大きさも2000倍以上に拡大する。

子宮の内側は、粘膜（子宮内膜）で覆われており、赤ちゃんのためのベッドのような役割を果たしている。そのため、妊娠していないときは定期的に剝がれ落ちて、体外へと排出される。これが月経というわけだ。

この流れは、脳の視床下部《ししょうかぶ》が管理している。視床下部とは、脳の時計ともいえる場所であり、自律神経をコントロールしている。この自律神経はストレスに大きく影響されるため、**月経もストレスを受けるとすぐにスケジュールが変わってしまう**のだ。

この不順があまり長く続く場合は放置したりせず、早めに婦人科などで相談することが望ましい。

また、排卵から月経終了まではダイエットに向かないとされる。この時期は黄体《おうたい》ホルモンが分泌され、体内に水分や栄養をためようとするためだ。

ダイエットをするなら、女性を美しくする卵胞ホルモンが分泌される月経終了後の約1週間ほどがおすすめである。

日本男児の生殖器は8割が包茎
——みんな同じ悩みをもっていた！

男性生殖器は精巣や精管、精嚢《せいのう》、前立腺《ぜんりつせん》、陰茎《いんけい》などからなる。

このうち精巣は、女性の卵巣にあたる器官。ここでは1日に約5000万〜1億個もの精子がつくられている。これほど大量の精子をつくるのは、受精確率を上げるためだ。

そして、**胎児のときにお腹の中に収められていた精巣は、生後1カ月頃に陰嚢《いんのう》内に下りてくる。**

《日本人に特に多い悩み？

男性生殖器に関する悩みでもっとも多いのは、**亀頭が皮に覆われた包茎《ほうけい》**だろう。程度の差こそあれ、日本人男性の80パーセントが罹《り》患《かん》者といわれている。

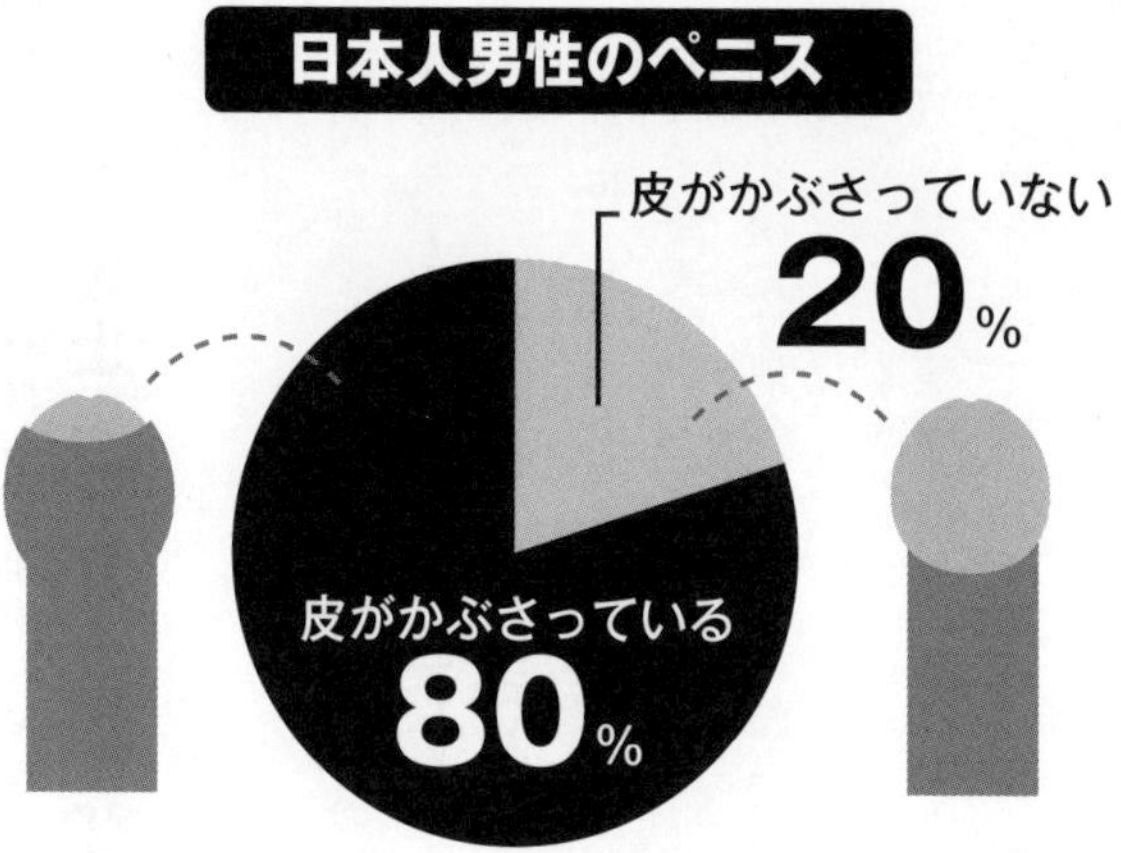

包茎は3つに大別され、そのうち、普段は皮に覆われているが、手でむくことのできる仮性包茎が、数の上では最多である。

一方、皮が癒着《ゆちゃく》して常に覆われた状態なのが真性包茎。ほかに、包皮口が狭く、勃起《ぼっき》して反転したときに亀頭を締めつけ、循環障害を起こす嵌頓《かんとん》包茎がある。

真性包茎と嵌頓包茎は、早期の治療が望ましいとされている。

ただ、**赤ちゃんの頃は包茎が正常**で、年齢が上がるにつれて自然に剝《む》けていくことが多いようだ。

Column

人体と時間の不思議な関係

息を止められる限界は1～2分

人間が息をこらえることができるのは、せいぜい1～2分程度だといわれている。呼吸をずっと止めていると苦しくなるが、これは血液内や肺の細胞内の酸素が少なくなり、二酸化炭素が増加してしまうためである。

人間は、毎分200～250ミリリットルの酸素を消費しているが、体内にためておける酸素はおよそ1リットルだけ。そのため、もし5分でも呼吸停止すると、体内から酸素は消え、各部位に酸素が回らなくなってしまい、脳の細胞から壊れ始める。

なかでも、手足の運動などをコントロールする大脳皮質は酸素の欠乏に非常に弱い。呼吸を止めて10分を超えた場合、死亡率は5割まで上がってしまう。

▼呼吸の訓練で記録更新！

ところが、２００８年にアメリカのマジシャン、デイビッド・ブレイン氏が水中で17分4秒もの間、息を止めることに成功し、世界記録を出した。彼は、1分間激しい呼吸をくり返して肺からすべての空気を抜き、余分な二酸化炭素を減らして、呼吸を我慢できる時間を延ばすという訓練をしていた。

現在では、クロアチアのブディミール・ショバット氏の24分37秒が世界記録となっている。

しかし彼らだからこそできたことであって、一般人は決してマネしてはいけない。

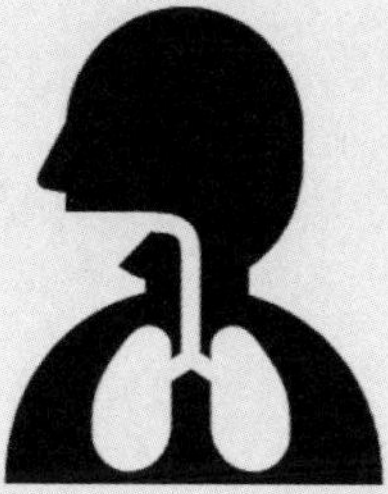

4章

けなげすぎる！

寝る間もなく
はたらき続ける「細胞・血液」

血管の長さは地球2・5周分

――いったいどうやって体に収まっている？

人間が生きていくには、毎日の酸素が欠かせない。口から取り入れられた酸素は、肺へと運ばれ、そこから血液に乗って、体全体へと運ばれる。

その動力となるのが血液を送り出す心臓であり、血液の通り道となるのが全身に広がる血管だ。

驚くべきことに、**体中の血管をすべてつなげると、約10万キロもの長さ**になるのだ。地球の1周分が約4万キロであることを踏まえると、その長さは2・5倍と驚異的。

身長2メートル足らずである人体のどこに、それほど長大な血管が張り巡らされているのか。

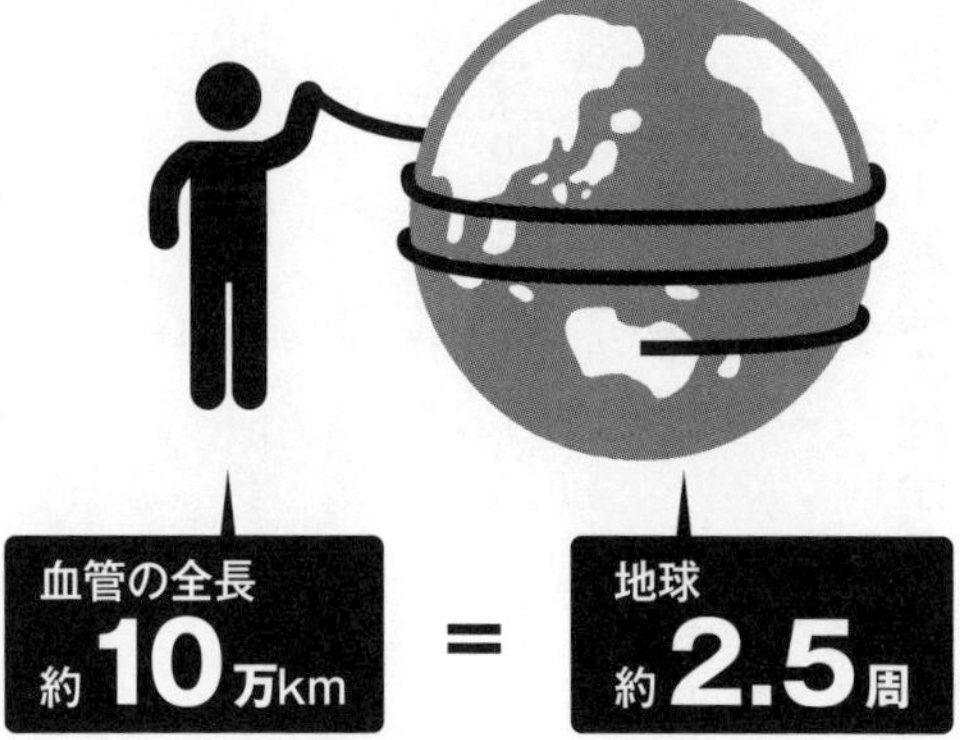

最も細い血管は100分の1ミリメートル

その秘密は血管の細さ。血管の直径は最も太い大動脈でも、3センチほど。最も細い毛細血管になると、なんと直径10マイクロメートル（1ミリの100分の1）ほどと、超極細なのだ。**目視《もくし》するのも難しいような細い管が何重にもなっている**ため、全長に直すと10万キロという長大な数字になる。

我々の知らないところで、血液は日々地球何周分もの道のりを旅しているのだ。

120日働き続ける赤血球

——血はどうして赤いのか

血液の45パーセントは血球、55パーセントは血球を除いた液体成分・血漿《けっしょう》からなる。血球は大きく赤血球・白血球・血小板《けっしょうばん》の3つに分けられ、血漿に浮かぶようにして全身に運ばれている。

血球の9割以上を占め、赤色のタンパク質・ヘモグロビンを含む赤血球は、円形で真ん中がへこんだドーナツのような形をしている。呼吸によって取り込んだ酸素を全身に運搬《うんぱん》する一方、二酸化炭素や老廃物を肺まで運んでいるのだ。その寿命は120日と長い。

《片や1週間のはかない命

白血球は赤血球の2倍の大きさで、球体に毛が生えたような形をしている。主な

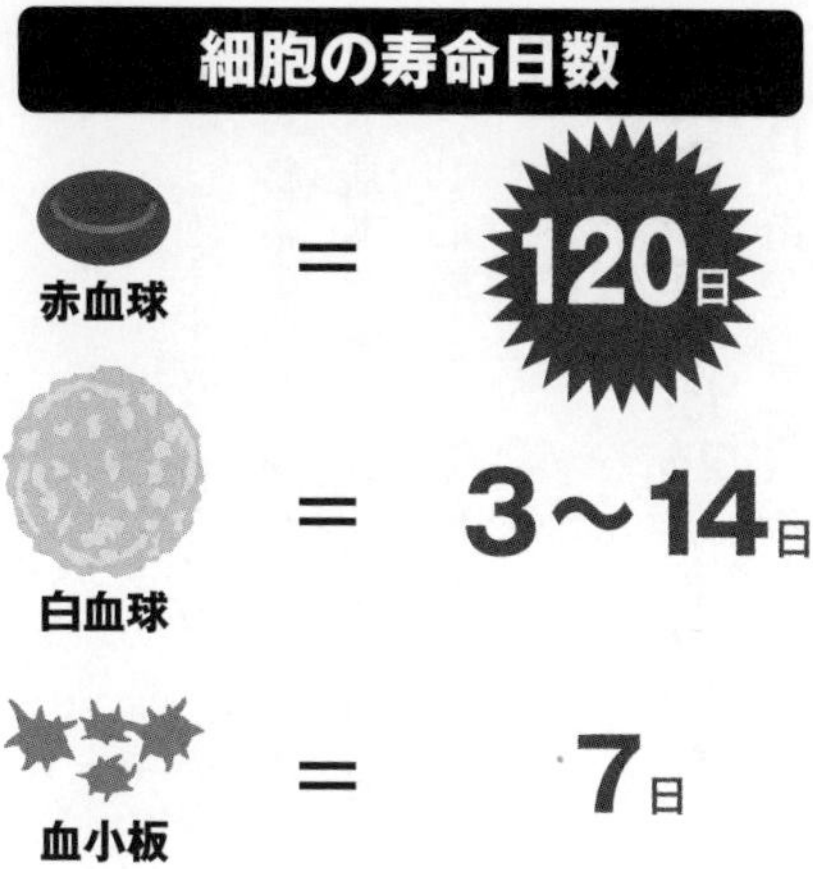
細胞の寿命日数
赤血球
＝
120日
白血球
＝
3～14日
血小板
＝
7日

仕事は、体内に侵入した細菌やウイルスといった異物や、腫瘍《しゅよう》細胞などを、毒性の強い活性酸素で分解し、排除することだ。数は赤血球の1000分の1しかないが、体を感染から守るという重要な働きを任されている。老化した赤血球などを掃除する役割も持つ。血液中では3～14日がその寿命とされている。

　不定形な血小板は、骨髄《こつずい》内の大きな細胞が剝がれてできた「かけら」で、遺伝情報を保存する核を持たない。血管が損傷したときに集まって傷口をふさぎ、止血する働きをもっている。寿命は7日程度とこちらも赤血球よりだいぶ短い。

心臓が1日に送り出す血液は8t
――「心臓ガン」を聞かない理由

心臓は絶えず収縮をくり返し、そのポンプ作用によって血液を循環させている。養分や酸素を血液に乗せて全身に送り、老廃物や二酸化炭素を運び出すことは生命活動の基本となるメカニズムである。

仮に、心臓が機能を停止するようなことがあれば、それはすなわち〝死〟を意味する。

《人生80年では24万トンにも

手首に指をあててみると、自分の脈拍を感じることができる。安静時、**心臓は1分間に平均して70回拍動**する。このとき、1回の拍動で約80ミリリットル、およそコーヒーカップ半分の量の血液が押し出される。

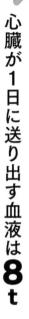

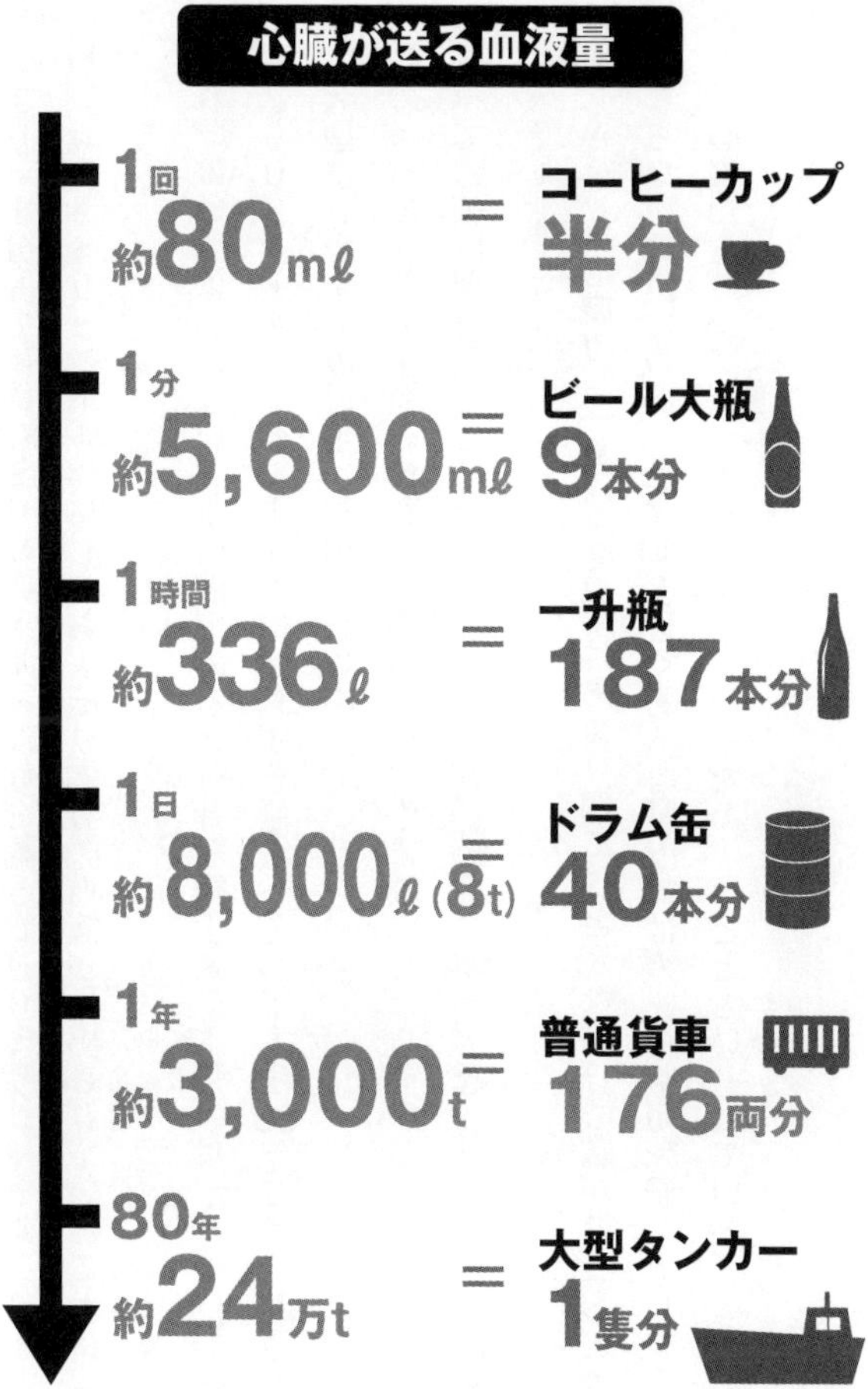
心臓が送る血液量
1回
約80mℓ
=
コーヒーカップ
半分
1分
約5,600mℓ
=
ビール大瓶
9本分
1時間
約336ℓ
=
一升瓶
187本分
1日
約8,000ℓ(8t)
=
ドラム缶
40本分
1年
約3,000t
=
普通貨車
176両分
80年
約24万t
=
大型タンカー
1隻分

つまり、1分間では約80ミリリットル×70回で約5600ミリリットル、ビール大瓶（633ミリリットル）にしておよそ9本分の血液が拍出《はくしゅつ》されていることになる。

これで驚いてはいけない。1時間でみると一升瓶《いっしょうびん》約187本分の量が、1日でみると200リットルのドラム缶40本に匹敵する量が、そして**人生80年では約24万トン**と大型タンカー並みの量が拍出されるのだ。

このように人間の生命の核をなす心臓だが、生まれてしばらくすると心臓内のほぼすべての細胞が分裂しなくなる。これは、細胞分裂によって起こるガンを予防するためといわれている。

たしかに、「心臓ガン」という言葉はあまり聞くことがない。心臓がほとんどガンにならない理由については、40度近くある心臓内ではガン細胞が死滅してしまうため、心臓からガン抑制ホルモンが出ているため、などともいわれている。

日本人は2／5がA型

——北に行くほどB型が!?

血液型の分類で最もメジャーなものはABO式だろう。1900年にオーストリアの生物学者K・ラントシュタイナーが発見した。現在でも、犯罪捜査《そうさ》の現場などでは、まずABO型による血液型鑑定《かんてい》が行なわれるほどに一般的である。

ラントシュタイナーはこの発見によって、1930年にノーベル生理学・医学賞を受賞している。

ABO式では血液型はA・B・O・ABの4つに分かれるが、どれになるかは両親がもつ血液型遺伝子によって決定される。

子はA・B・Oの3種類の血液型遺伝子のうち、両親から1個ずつ受け継《つ》ぐ。すると、遺伝子レベルでは、AA型・AO型・BB型・BO型・OO型・AB型の6種類の組み合わせが生まれる。

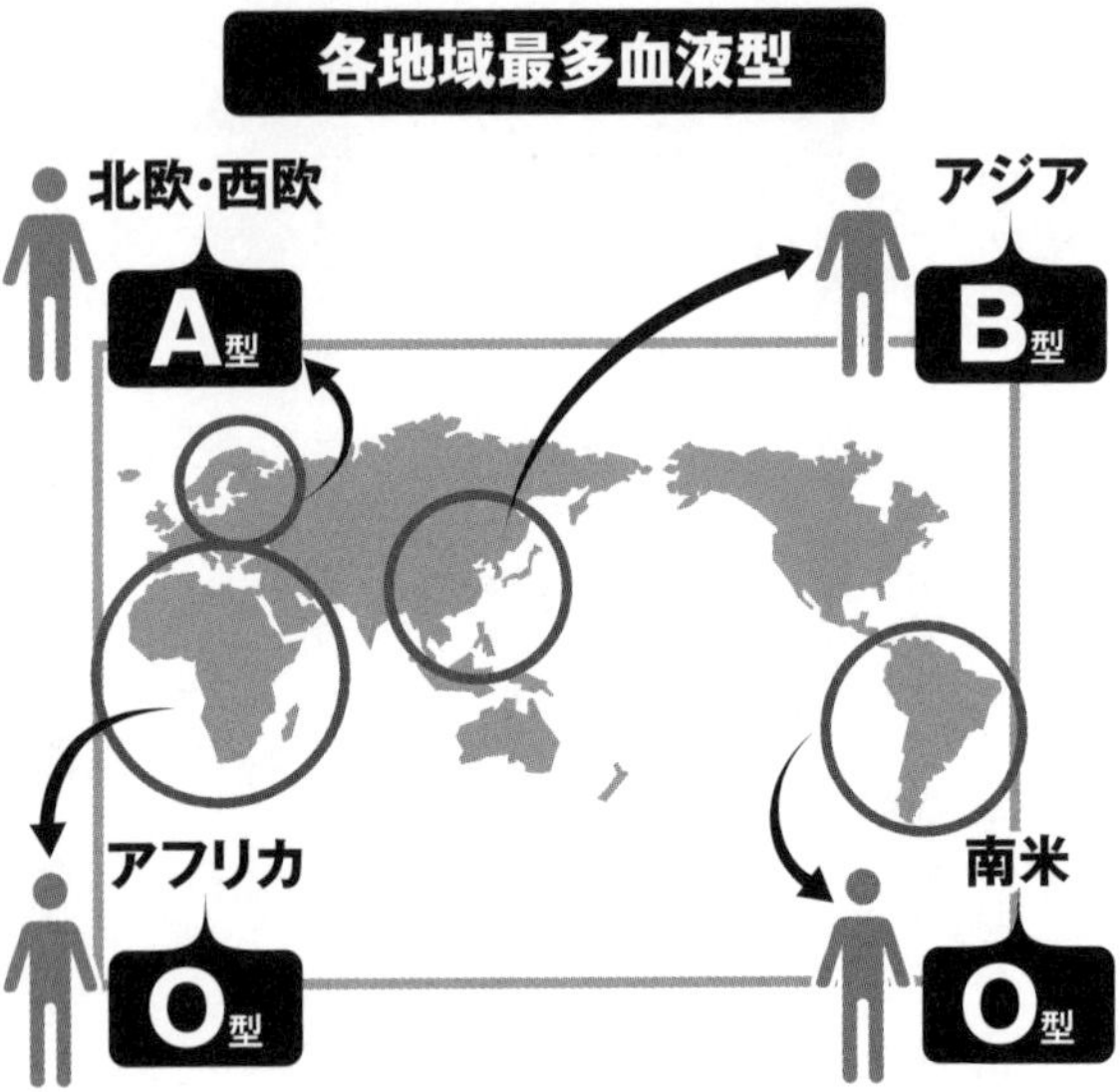

ここで、AとBの遺伝子はOに対して優性で、AとBには優劣《ゆうれつ》はないという法則性があるため、AO型はA型に、BO型はB型に、またAB型はそのままAB型となり、**血液型はA・B・O・ABの4つに整理される**ことになるのだ。

《アジアはB型が多い？

血液型の割合は地域によって異なる。人類発祥《はっしょう》の地アフリカはO型が多く、北欧や西欧はA型、アジアはB型が多い。

古代文明のインカやアステカはO型単一民族で、現在も南米は人口の9割近くがO型だ。この分布は、災害による人口変動や、民族移動のためだといわれている。

アジアに属する日本だが、最も多い血液型はA型で全体のおよそ40パーセントにあたる。ただ、**日本人になぜこんなにもA型が多いのかはいまだ解明されていない**。

一説によると、島国だったために後から発見されたオーストラリアをはじめとする地域では、A型人口が比較的多く、おそらくそれはA型の「自分のルールを作りたがる」という気質からきている可能性があるそうだ。確かに、日本は世界にもあまり類をみない独特な文化をもつ国だ。

また、日本は周囲の地域と分布にずれがあり、これは後に日本人となる人種が何度かにわたって日本列島に到着したからだという説も出ている。

そして日本内の分布でいえば、南に下るにしたがって、A型が増え、北では比較的B型が多い。

血液型は115京2900兆通り

――Rhマイナスの「Rh」はアカゲザルから！

1900年にABO式血液分類を発見したK・ラントシュタイナーは、1927年にABO式とは無関係のMN式血液分類を発見。M型・N型・MN型の3種類に分けるもので、人間の赤血球をウサギに注入する実験中に見つかった。

また、1940年になると、アカゲザルとウサギの唾液《だえき》から、Rh型の血液型が発見される。Rhは、アカゲザルの英名Rhesusに由来する。

Rh血液型には5種類の代表的な抗原があり、そのうちの1つであるD抗原を持つ人はRhプラス、持たない人はRhマイナスに分類される。**日本人のおよそ99・5パーセントがRhプラス**なので、Rhマイナスは200人に1人ほどと希少な血液型であることがわかる。

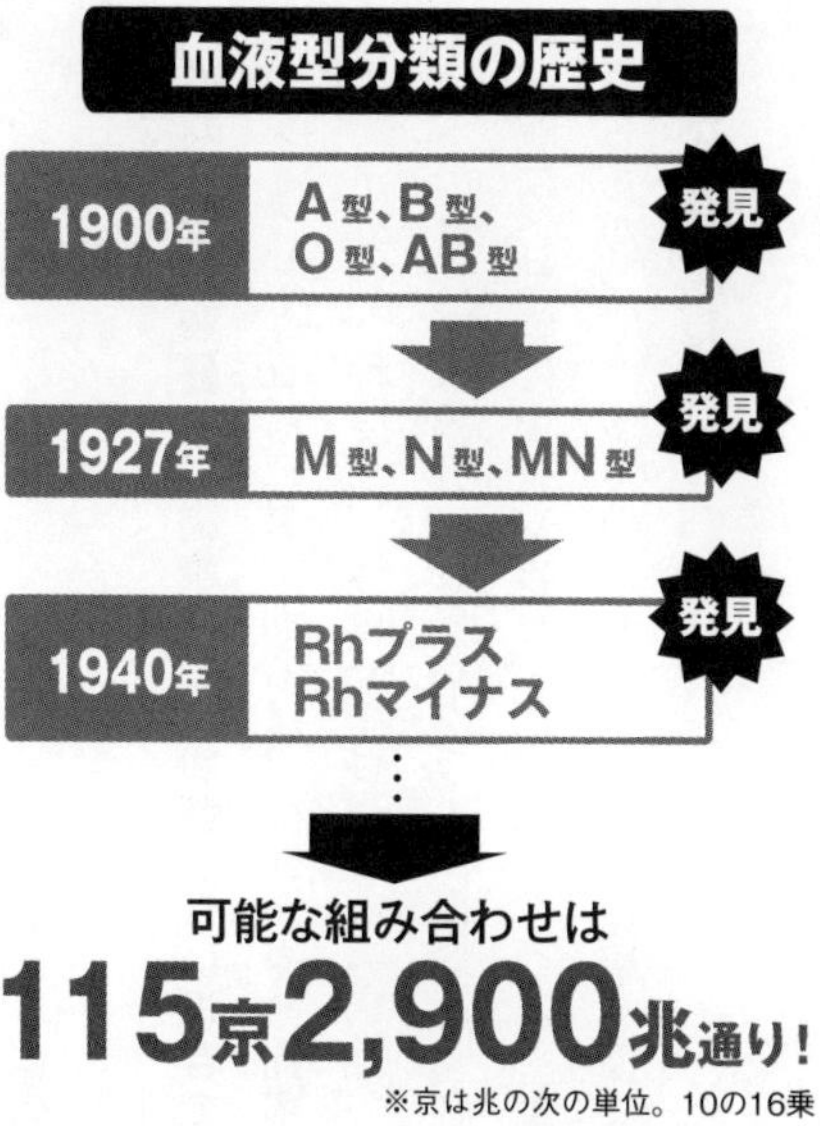

≪ 分類方法は30種以上！

以後も、様々な血液型が発見され、現在判明しているだけでも30種類以上の分類方法がある。

　それらを組み合わせていくと、115京《けい》2900兆通りという想像を絶するパターン数になる。

　完全に同じ型の組み合わせの血液を持った人間は存在しないといっていいだろう。

1/2の失血量で即死する！

——止血法は覚えておいたほうがいい

人間の**全血液量は、健康状態に問題がない場合で体重の約13分の1**（約7・7パーセント）とされる。男女別では、男性がやや比率が高く約8パーセント、女性が約7パーセント程度だ。体重65キログラムの男性では約5キログラム、体重50キログラムの女性では約3・5キログラムが血液の重さということになる。

血液は各細胞に栄養や酸素を送り届けるなど、生命維持に関わる重要な役割がある。したがって、多くの血液を失うと、健康を損《そこ》なうばかりでなく、生命の危険にもつながりかねない。

《止血が大切とされる理由

一般に、全血液量の7分の1程度が失われても、医学的にはただちに健康上の問

血液量と人体の関係

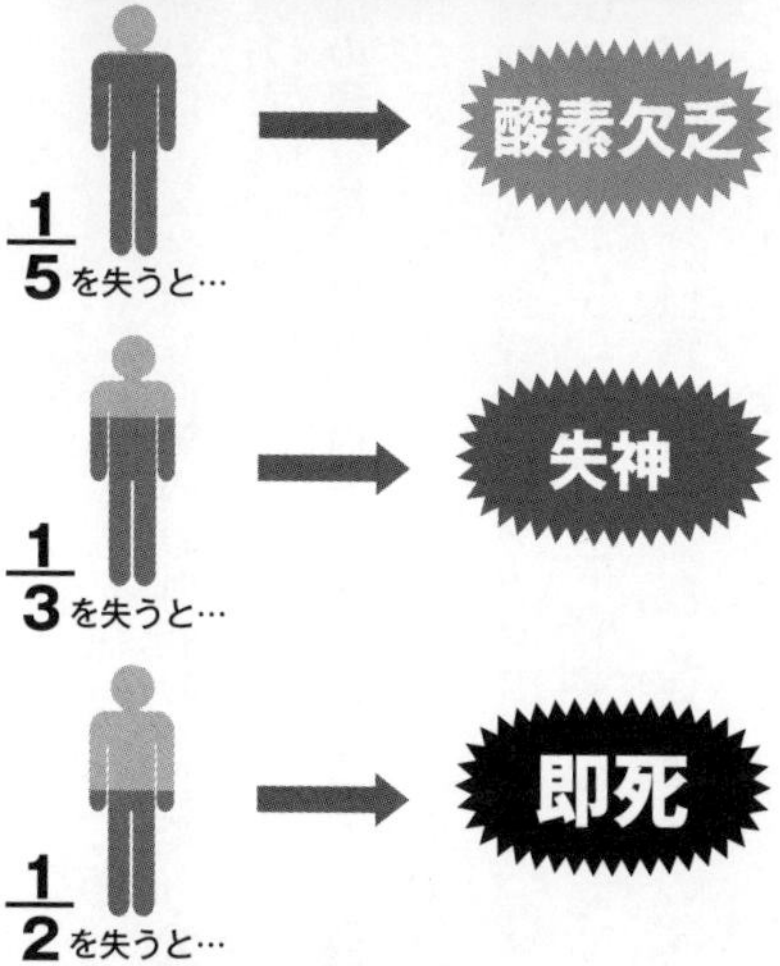

題は起きないとされているが、5分の1以上が失われると酸素欠乏状態に陥る。

さらに、急速に血が失われた場合、失血量が**全血液量の3分の1以上に達すると失血性のショックで失神**。この時点でかなり重篤《じゅうとく》な状態で、生命の危機とみなしたほうがいい。

そして、失血量が全血液量の2分の1に達すると即死してしまうのだ。

血液は30秒で全身を巡る

——血流は速いところと遅いところがある

血流とは、文字通り血管内の血液の流れで、心臓の拍動によって生じる圧力がその推進力となっている。

血流の速さは、流れる血量が多いほど速く、血管が細いほど遅くなる。

血管が太い心臓の近くの大動脈では収縮期で毎秒50センチ、弛緩《しかんき》期で毎秒15センチと血流は速く、直径約10マイクロメートル（1ミリの100分の1）の毛細血管へ進むと毎秒0・5ミリにスピードダウンする。

内壁が薄い毛細血管では、血液と血管周辺の組織が接触し、栄養素や酸素、ホルモンなど血管内外の物質が交換される。

血流が遅くなることで、そうした働きが促進されるのは効率の面でもとても都合がよい。

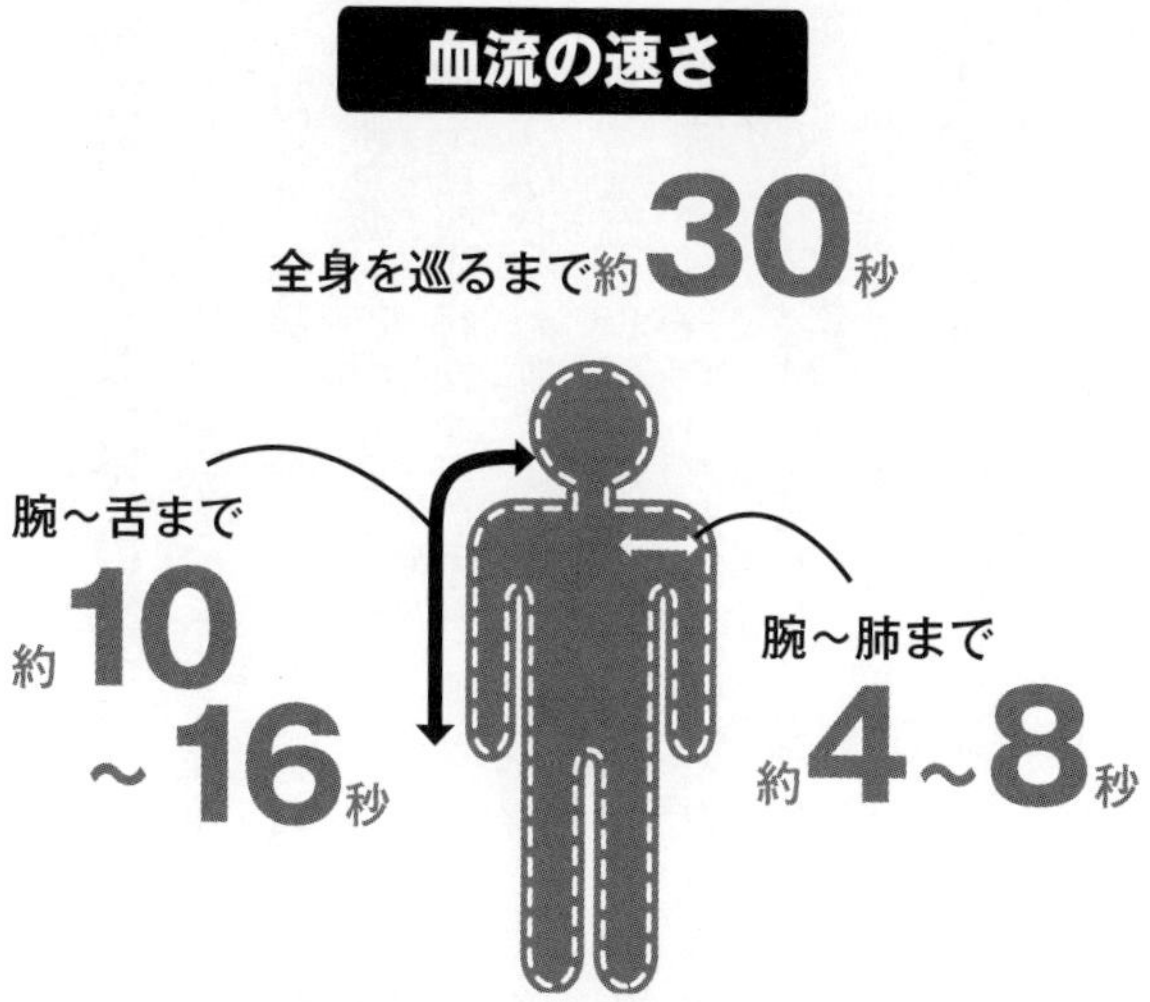

　血液が特定の2点間を流れるのに要する時間を「循環時間」という。これは、血管外への漏出が少なく、無害で識別も容易な色素や放射性同位《ほうしゃせいどうい》元素《げんそ》などを血管に注入して、所要時間を測定すればわかる。

　現在、血液の全身の循環時間は平均して約30秒であるといわれている。

　ちなみに、**腕と舌の間では10〜16秒、腕と肺の間では4〜8秒**かかるという結果が出ている。

《採血をするのは「静脈」

また、血管には動脈と静脈の2種類ある。

動脈は、心臓から押し出された血管を通す場所で、その圧力に耐えるために、肉厚で弾力のあるつくりになっている。動脈自体も血液を押し出す力を持っていて、収縮や拡張を行なっている。

もうひとつの血管が静脈。こちらは心臓に流れ込む血液が通る血管で、動脈に比べると壁が薄い。静脈の場合は周囲の筋肉によって収縮をしている。手足の静脈の中には弁がついているが、これは重力を受けて、逆流するのを防ぐためだ。

また、採血をするときに使われているのはほぼ静脈である。静脈のほうが壁が薄く、針が通りやすいからだ。静脈の血は体をめぐっていた血でもあるため、異常なども発見しやすい。

人間の染色体はサツマイモの1/2!?

――多ければいいというものではない

生物は細胞分裂によって個体を形成していく。人間も例外ではない。卵子と精子が接合した受精卵から始まり、それが細胞分裂をくり返しながら増殖して、人体を形成していくのである。

生命誕生を司る精子と卵子は生殖細胞と呼ばれ、他の細胞（体細胞）とは区別される。

体細胞は例外なく、その核に23対《つい》の染色体を持っており、合計すると46個の染色体がある。ところが、**生殖細胞には半分の23個の染色体しかない**のである。

これは、卵子と精子がそれぞれ46個の染色体を持っていると、受精した際、通常の人間の倍である92個の染色体をもつことになり、人間ではなくなってしまうからである。

各生物の染色体数

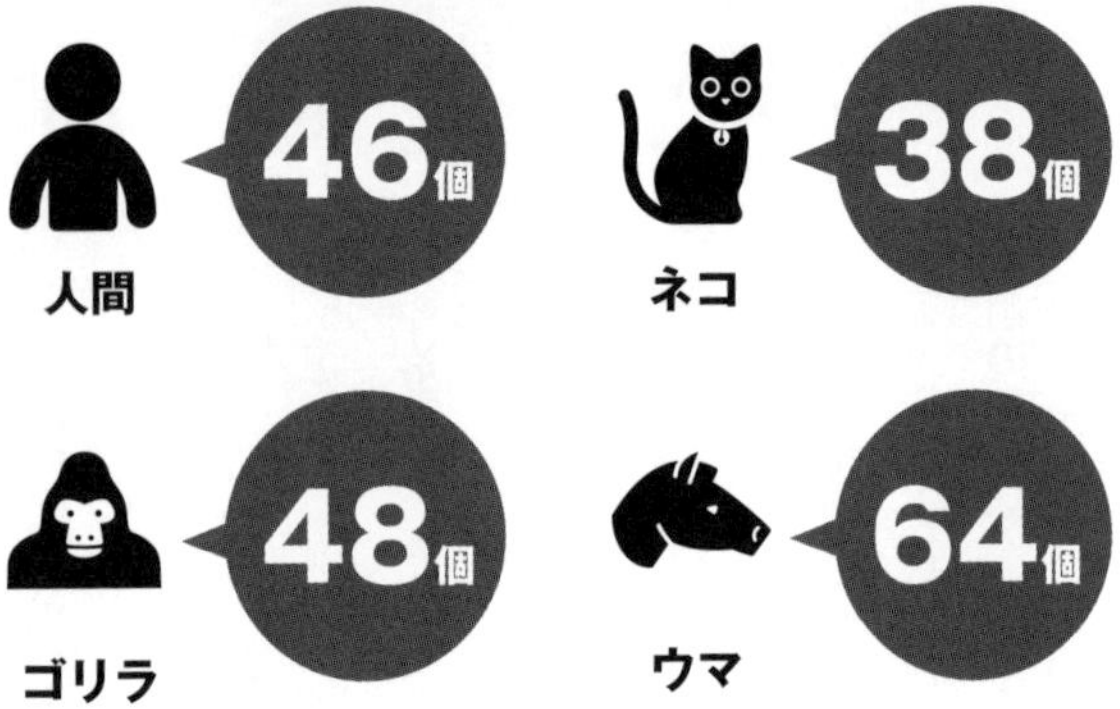

そうならないために、両者は染色体を半減させる分裂（減《げん》数《すう》分裂）を行なっているのだ。

人間は高等生物といわれる。それでは、ほかの動物たちは、染色体の数で人間に劣っているのだろうか。

人間に近いといわれる、チンパンジーやゴリラなどの**類人猿の染色体は48個**ある。そのほか、ウシは60個、ウマは64個、ネコには38個。また、植物では**サツマイモで90個**ある。

どうやら染色体の数と知能には関係がなさそうだ。

《男性はいつか消滅する!?

46個の染色体のうち2個は性染色体と呼ばれ、X染色体が2個であれば女性、X染色体が1個、Y染色体が1個であれば男性だという。

オーストラリア国立大学のジェニファー・グレイヴス博士によると、なんと**Y染色体の中にある遺伝子数が減りつつあり、500万年以内に消滅してしまう可能性があるという。**

3億年前、Y染色体の遺伝子数は1400個だったが、現在では45個にまで減っているというのだ。

普通、遺伝子は対をなしているため、情報が欠損《けっそん》してもどちらかで補えるのだが、Y染色体は対ではないので劣化コピーをくり返すしかないのである。

今後、対応策も見つからず、もしも男性が消滅すれば、人類は存亡《そんぼう》の危機に陥るだろう。

暗い所では明るい所の20倍の細胞が働いている

——暗がりだと色がわかりにくい理由

眼球の内壁にある網膜は、視覚的な映像を信号に変換し、視神経を通じて脳に届ける働きがある。カメラでたとえると、フィルムのようなものだ。そして、網膜が外部からの光の刺激をキャッチするとき、実際に刺激を受ける細胞が視細胞だ。

《1億2600万個の目の細胞

視細胞には、明るい場所で働く錐状体と暗い場所で働く桿状体が、それぞれの機能に応じた役割を担っている。錐状体は600万個、桿状体は1億2000万個あるので、**厚さ1ミリ以下の薄い網膜の中に1億2600万個もの視細胞があること**になる。

人間よりはるかに優れた視力を持つ鳥類（フクロウなど例外もあり）だが、ほと

2種の視細胞

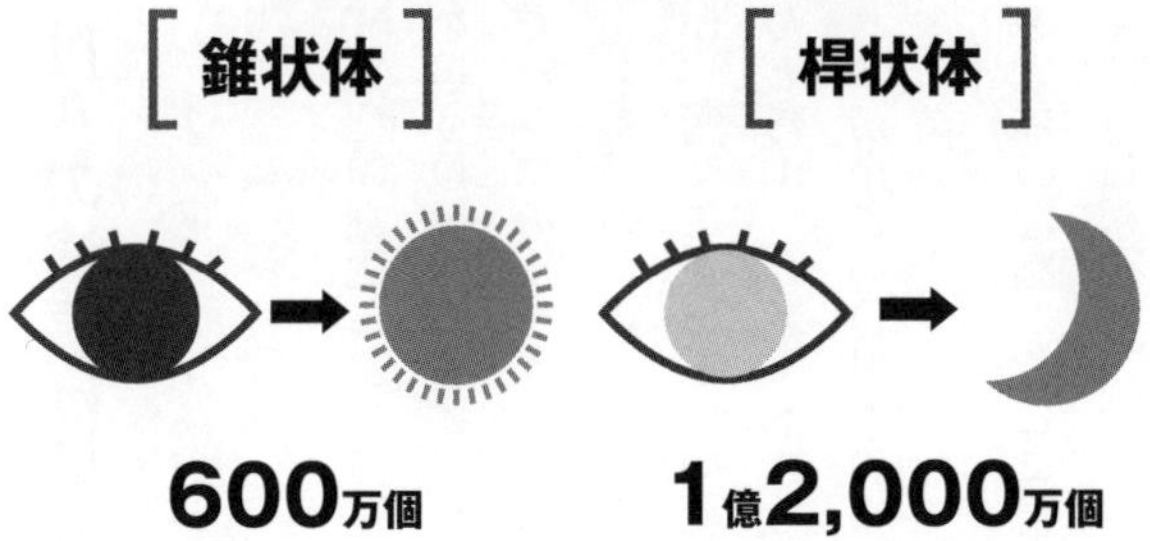

んどが錐状体だけの網膜で、桿状体を持っていないため、夜はまるでものが見えなくなる。夜に目がきかないことを鳥目《とりめ》というのはそのためだ。

しかしながら、人間が生活の中で夜目《よめ》がきかなくなる原因の多くは、「ロドプシン」という視物質が減少して、桿状体の感受性が低下することによる。

錐状体は色を判別できるが、桿状体は色を判別することができない。そのため、暗闇では色がわからないのだ。

ただ、少しでも光があれば錐状体が働くため、暗闇での赤いランプなどは赤色だと判断することができる。

DNAの総長は地球―太陽間の700倍！

――あなたの遺伝子の99・9％は隣のオジさんと同じ!?

人体は60兆個の細胞によって構成されている。それらすべての細胞は核の中に、遺伝情報を担うDNA（デオキシリボ核酸）を持っている。

ゆがんだハシゴのような二重らせん構造で知られるDNAは、太さ2ナノメートルと髪の毛の約4万分の1しかない糸状の物質だ。

ところが、驚くことに1つの細胞に含まれる**DNAを伸ばしてつなげると、その長さはなんと約1・8メートル**もあるという。大きさ10～30マイクロメートルの細胞よりはるかに小さいDNAの中に収まるサイズとは思えないが、そこが生命の神秘である。

60兆ある人体の細胞。そこに含まれるDNAすべてを1本につなげると、1000億キロをゆうに超える。

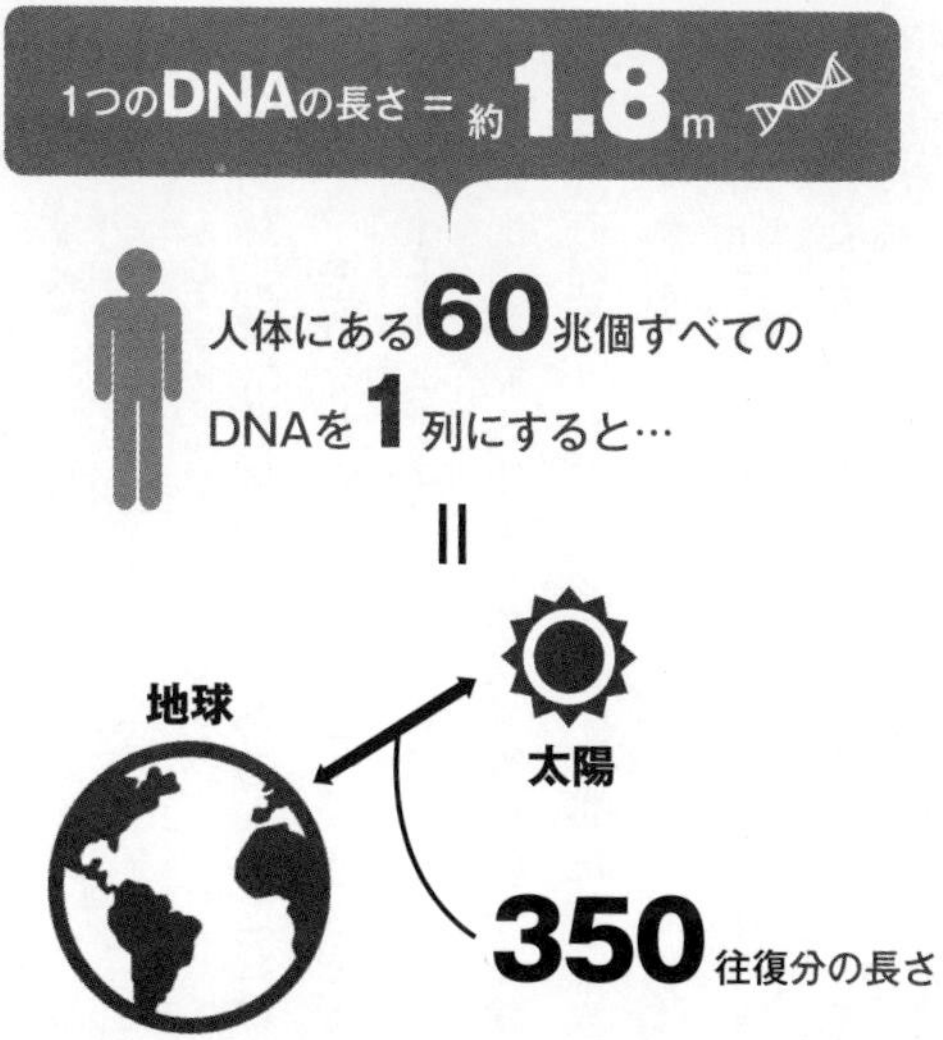

地球から太陽までの距離はおよそ1億5000万キロ。DNAの総長はその約7000倍＝350往復分にも相当するそうだ。

《私とあなたの違いはたった0・1%!

なお、DNAに見られる人々の遺伝子の違いは全体の0・1パーセントに過ぎない。

この世に生きる誰もが、99・9パーセント同じ遺伝情報を持っているのである。

1m以上の長さの細胞がある
――あなたの頭の中に……

人間の体には60兆個の細胞があるが、これは200〜300種類のタイプに分類が可能で、それぞれのタイプごとに大きさや形状が異なる。**多くの細胞は10〜30マイクロメートル**（1ミリの100分の1〜100分の3）程度の大きさだ。

あまたある細胞の中で、**生殖細胞の卵子や精子は、いずれも存在感を放っている。**

卵子は直径140マイクロメートルほどと大きく、名前のとおり卵形をしている。

一方、オタマジャクシにたとえられる精子は、全長60マイクロメートルあるものの、大部分は鞭毛《べんもう》と呼ばれる尾の長さ。遺伝情報がつまっている重要な存在である頭部だけだと約2・5マイクロメートルしかない。仮に頭部だけを本体と見なすと、精子はもっとも小さい細胞といえるかもしれない。

個性的な形状では、大脳に約150億個あるとされる神経細胞も負けていない。

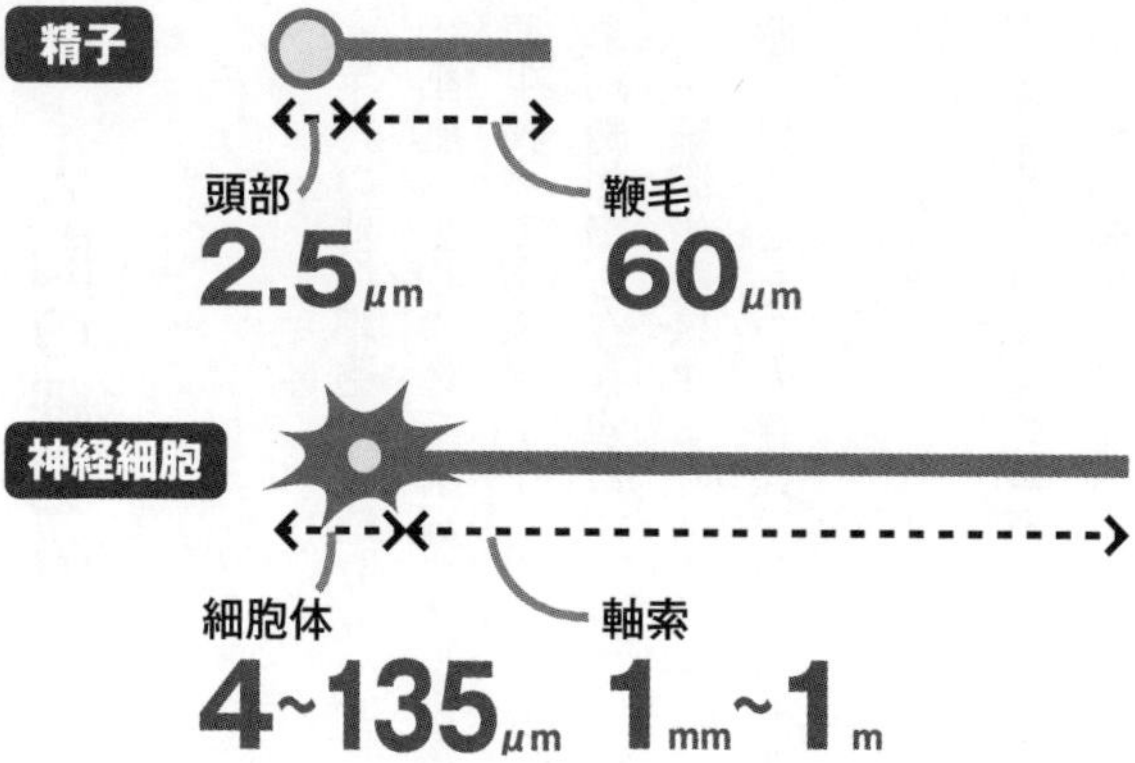

※μm＝マイクロメートル（1mmの1000分の1）

細胞核のある星形の部分（細胞体）は4～135マイクロメートルだが、この細胞は**他の細胞に情報を伝えるための長い突起（軸索《じくさく》）**を持っており、その長さは1ミリ～最長で1メートルに達するものもある。

«「自然界で最も大きい」細胞

ちなみに、現在見つかっている自然界で最大の体積を持つ細胞は、ダチョウの卵。卵黄とは卵子であるため、ひとつの細胞としてとらえることができるのだ。その大きさはなんと**直径で15センチ**もあるという。

人間の細胞の70％は水
——それが60兆個集まった「あなた」

生物の体は細胞から成り立っている。それは人間に限らない。

細胞は生物の体を構成する最小単位だが、その大きさと形状は多様だ。中には、原生動物であるアメーバやゾウリムシなどのように、**1つの細胞だけでできている単細胞生物**も存在する。

単細胞生物は1ミリメートル以下程度と非常に小さいものが多いが、中には、肉眼で見えるものも存在。藻類《そうるい》であるオオバロニアは、3センチ以上もの大きさである。

《その中身は流動的

人体の細胞のサイズは、**平均すると17マイクロメートル**。その総数は60兆個をか

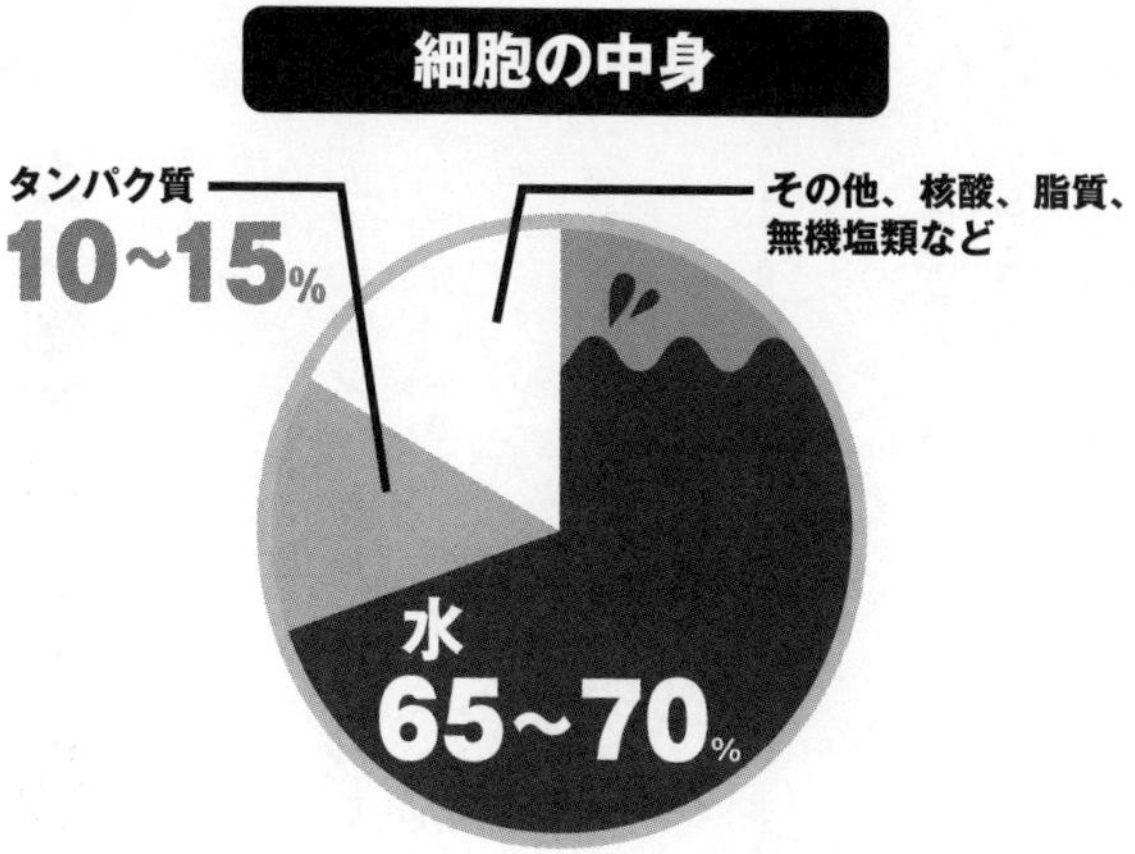

ぞえる。

一般に、細胞は細胞膜で囲まれ、中身は流動的で細胞核と細胞質からなる。**それらの65~70パーセントが水**で、残りはタンパク質が10~15パーセント、その他は核酸《かくさん》や脂質、無機塩類などとなっている。

このような組成を持った細胞群が、同種のもので集まって組織となり、さらに各種組織がまとまって臓器や目・耳などといった器官が形成される。このように器官が系統的に集まることで、人体となるのだ。

ガン細胞は1日に5000個生まれる⁉
——だから「免疫力」が大事

ほとんどの**ガンは、遺伝子の突然変異によって発生**する。

一般に約60兆個あるとされている人間の細胞は、必要に応じて成長と分裂をくり返している。ところがその際、なんらかのきっかけによってガン化に関わる特定の遺伝子に変化が生じると、正常な細胞が突如《とつじょ》としてガン細胞へと変異することがある。

遺伝子の変化は1回限りでは体に影響はないとされ、**分裂を重ねることでガン細胞になる。**

その細胞が約10年かけて30回分裂すると仮定すると、2の30乗、約10億個の塊《かたまり》となり、そこで小指の爪ほど（=約1グラム）のガン細胞を形成する。

ガンの発生

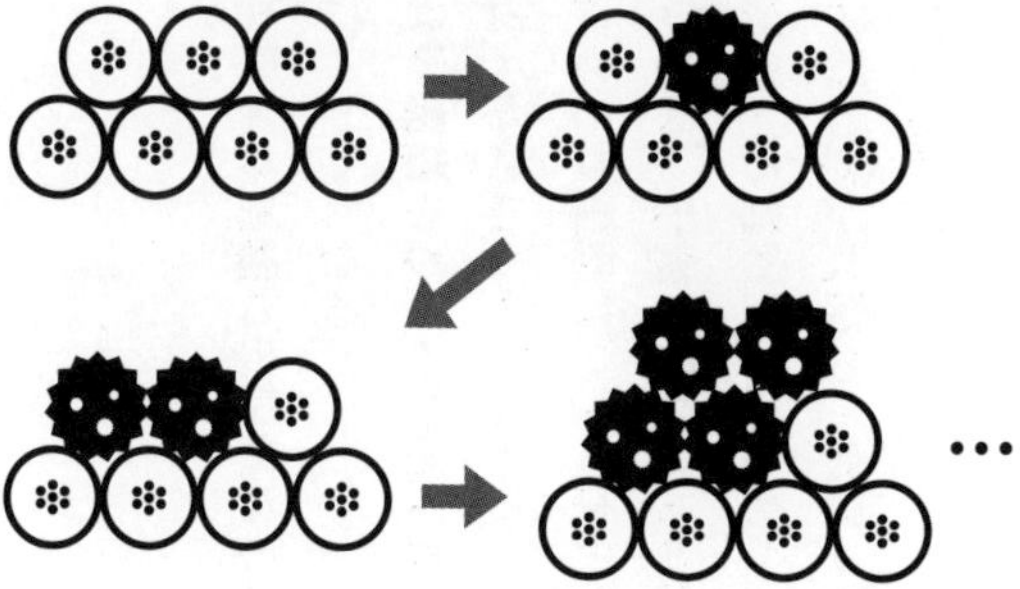

《 脅威から私たちの体を守るしくみ

実をいうと、体内では毎日数百～数千個のガン細胞が誕生しているのだ。それでも、体の免疫バランスが保たれていれば免疫細胞がガン細胞を攻撃するため、異常は生じづらい。

健康に留意し、免疫力を高める生活を心がければ、ガンにはなりにくいということだ。

タバコやアスベスト、農薬など、発ガン性が認められる物質は積極的に避けるべきだろう。

最も短命の細胞の寿命は1日足らず

——分裂して増えるのでOK

人体を構成する細胞も生命体なので、寿命が来たら死を迎える。ただし、その長さは細胞によって異なる。

たとえば**骨組織をつくる骨細胞は25年〜30年**、肝臓を形成する肝細胞は約5カ月、赤血球は約4カ月で一生を終える。

また、胃の粘膜細胞は2〜3日と、こちらはかなりの短命。細胞の中でももっとも寿命が短いのは、小腸の内側にある絨毛。

絨毛を形成する細胞は、エスカレーター式に順々に突起《とっき》の頂上まで押し上げられ、頂上に達すると剝がれ落ちて死ぬ。**絨毛の誕生から剝落までの時間はおよそ24時間。**たった1日の命である。

細胞の寿命ランキング

1位 骨細胞＝**25~30年**

2位 肝細胞＝**5カ月**

3位 赤血球＝**4カ月**

⋮

最下位 小腸の絨毛＝**24時間**

《脳細胞は消滅し続ける

ほとんどの細胞は、死滅したとしても、細胞分裂によって死んだ分を補う。ただ、脳細胞だけはそうした新陳代謝が行なわれない。**ひとたび死滅すると再生ができない**のだ。

ただ、脳細胞が減っても頭が悪くなるわけではない。頭のよさは脳細胞同士のつながりが重要なので、年をとっても頭を使うトレーニングなどで鍛《きた》えることができるのだ。

Column

どんなにがんばっても徹夜は114時間が限界

断眠《だんみん》の世界記録としては、1964年、アメリカの男子高校生ランディー・ガードナーが達成した264時間12分というものがある。

だが、このときは脳波の測定をしておらず、マイクロスリープという瞬間的な眠りをとっていたのだろうといわれている。

マイクロスリープとは、本人も意識しないまま、数十秒間眠ってしまうもの。睡眠障害を持つ人に多い現象だが、一般人が寝不足になった場合も起こることがある。睡眠不足によって脳が生命の危機を感じ、強制的に休息をとろうとするためだ。

▼過度な断眠は脳の正常運転までに数日を要する

脳波を測定しながら厳密に行なった断眠の最長記録は、1971年にドイツで達成された114時間といわれている。おそらく完全な断眠はこのあたりが限界だろう。ただこの記録保持者は、マイクロスリープをとらずに断眠したため、正常に脳が働くようになるまで数日を要したという。

ガードナーの場合は、記録を達成した後に、1日ぐっすりと眠っただけで、すぐに脳が通常通りの働きを始めたという。ただ、マイクロスリープをとったとしても、徹夜は判断力を鈍らせ、事故にもつながりやすいため、極力避けたいものだ。

5章

心あたりがありすぎる!

人には教えたくない?「性」の話

セックス1回の消費カロリーは200kcal
——これだけでは痩せられない?

時折、セックスで痩《や》せるというような表現があるが、実は1回のセックスでの消費カロリーは約200キロカロリーと、そう多くはない。計算すると、週3回のセックスを1年間（約50週）行なった場合で、30000キロカロリー消費、これは**4キロ減量**することに相当する。だが実際、2000キロカロリーは、ご飯なら茶碗《ちゃわん》1杯分、ビールならコップ1杯分ほどにあたり、少量の食事ですぐ上回ってしまう。つまり、相当頻繁《ひんぱん》に激しく行なわない限り、物理的にセックスで痩せることは難しい。

ただ、アメリカのシャピロ医師によれば、**「健康的なセックスによって心身が満たされると、食欲が抑えられる」という効果はある**そうだ。

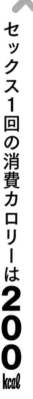

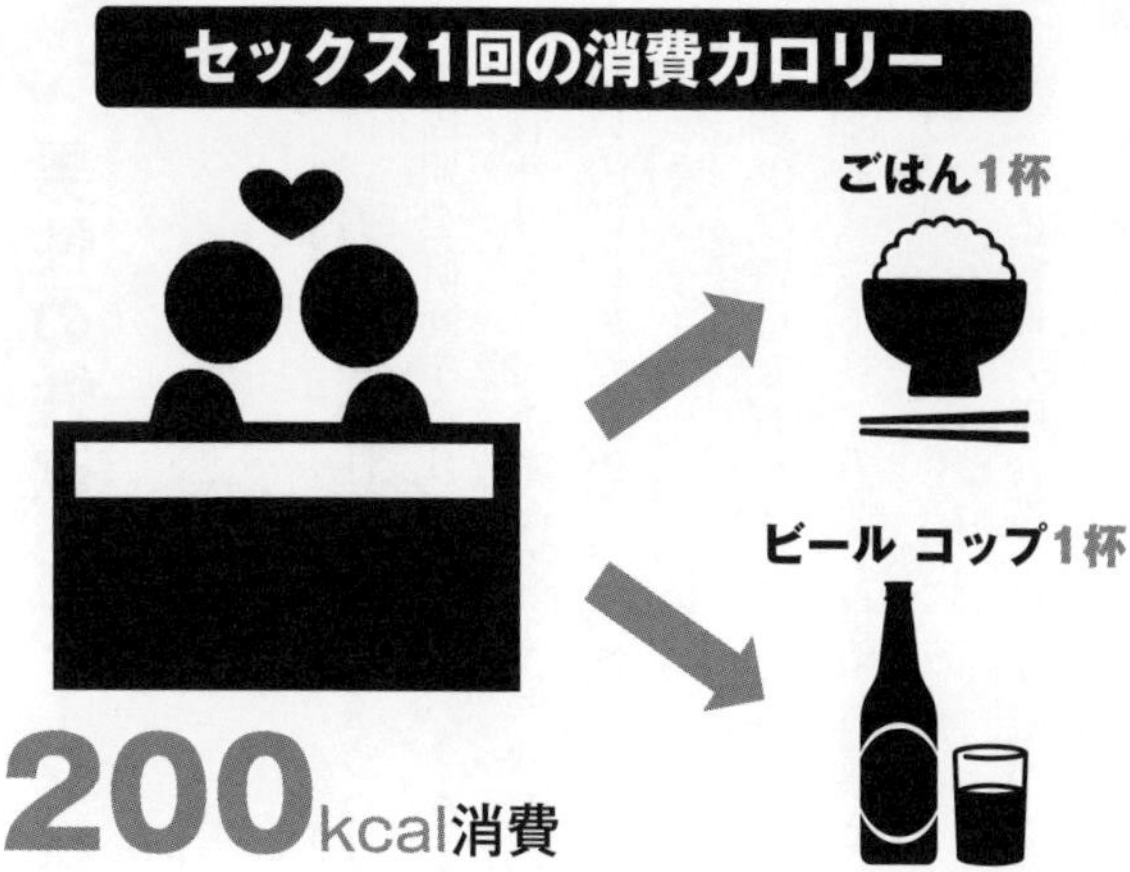

キスで17キロカロリー消費！

一説によるとセックス中の段階別消費カロリーは、彼女（彼氏）の服を脱がせると12キロカロリー、キスをすると17キロカロリー、コンドームをつける（つけてあげる）と6キロカロリー、そして絶頂に達すると100キロカロリーだとか。

また、男性が2回目の勃起をした場合の年代別消費カロリーは、20代で36キロカロリー、30代で80キロカロリー、40代で124キロカロリーとのこと。

やはり高齢になると、男性はセックスで体力を消耗《しょうもう》しやすくなるようだ。

男性の性欲のピークは10月

――逆に性欲があまりない月とは

実は、男性にも女性の生理のような性周期があるとされている。

性周期を研究するリン・ランバーグ著『ボディリズム』によると、性欲を左右する男性ホルモンであるテストステロンの分泌量は1年の間にも増減があり、もっとも多いのは10月だという。男性にとって10月は、性欲がピークに達する時期といえるのだ。

一番少ない月である**3月と比べてみると、なんと約25パーセントもの歴然とした差がある**。つまり、男性も年中興奮しているわけではなく、性欲のメリハリが存在したのだ。

ちなみに女性の場合も、排卵時期になるとテストステロンの分泌量が増量し、性欲は高まるという。

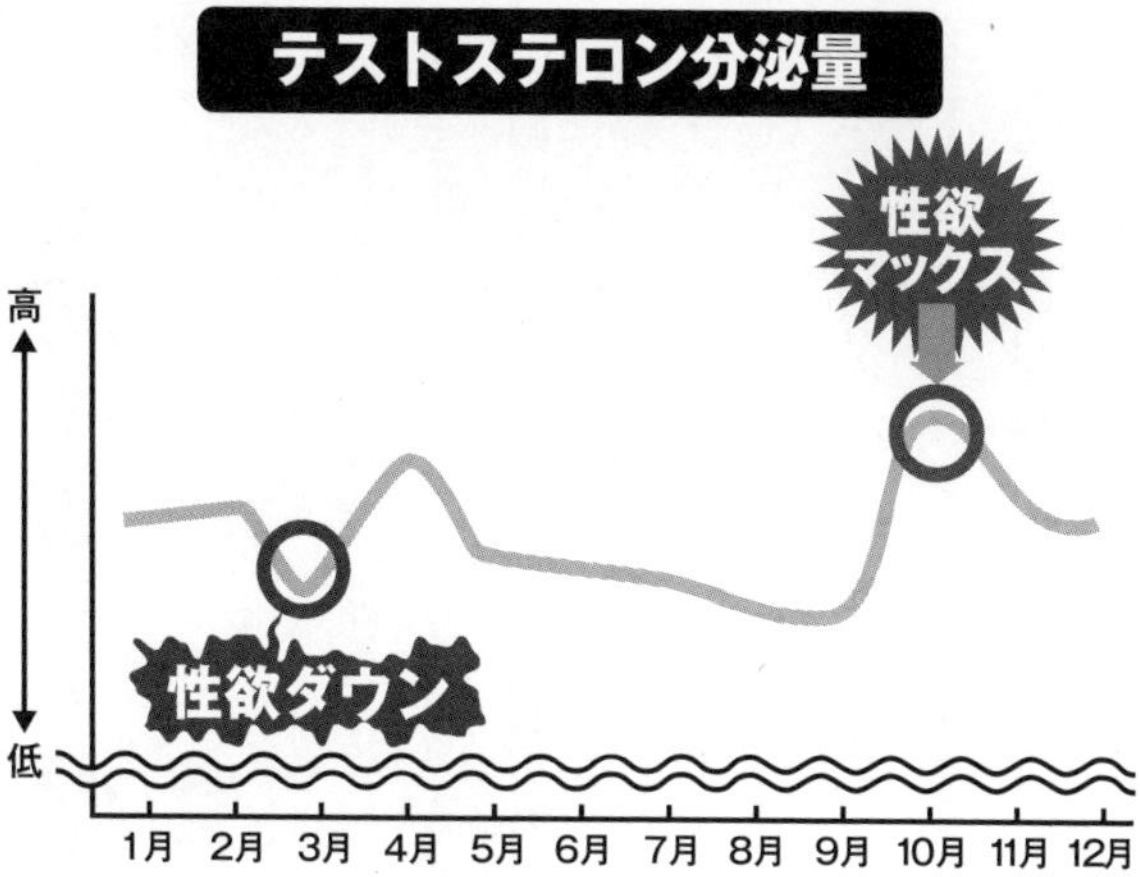

≪若者に回数を記録させたら

パリのロスチャイルド財団のアラン・ラインバーグと、パリ大学のミシェル・ラゴギーの実験は、この10月ピーク説を証明してみせた。

その実験とは、生活環境が似ている被験者の若者に14カ月間、セックスとマスターベーションの回数を記録させるというもの。すると、どちらも10月が一番多かったのだ。

精液の生産量も10月が最多で、10月ピーク説をはっきりと裏づける結果となった。

女性のオーガズム時間は男性の4倍!?

——「快感」以外はシャットアウト!

G・L・サイモンズ著『性の世界記録』によると、4時間で200回ものオーガズムを経験した女性がいるという。**男性の場合は、1回のセックスにつき、射精時の1回のみしかオーガズムを感じられないのに対し、女性は特に区切りがないため、**これだけ感じることができたのだ。

加えて、男性がオーガズムに達している時間は射精時の5〜7秒ほどであるのに、女性は平均して20秒以上もの時間、オーガズムに達している。

また、快楽の程度も「全身がしびれるような感覚があり、目の前に火花が散る」「気を失うような感じ」「頭の中が真っ白になって体がふわぁっと浮くような感じ」など、どうやら男性よりも強いようだ。

オーガズムに達している時間の平均

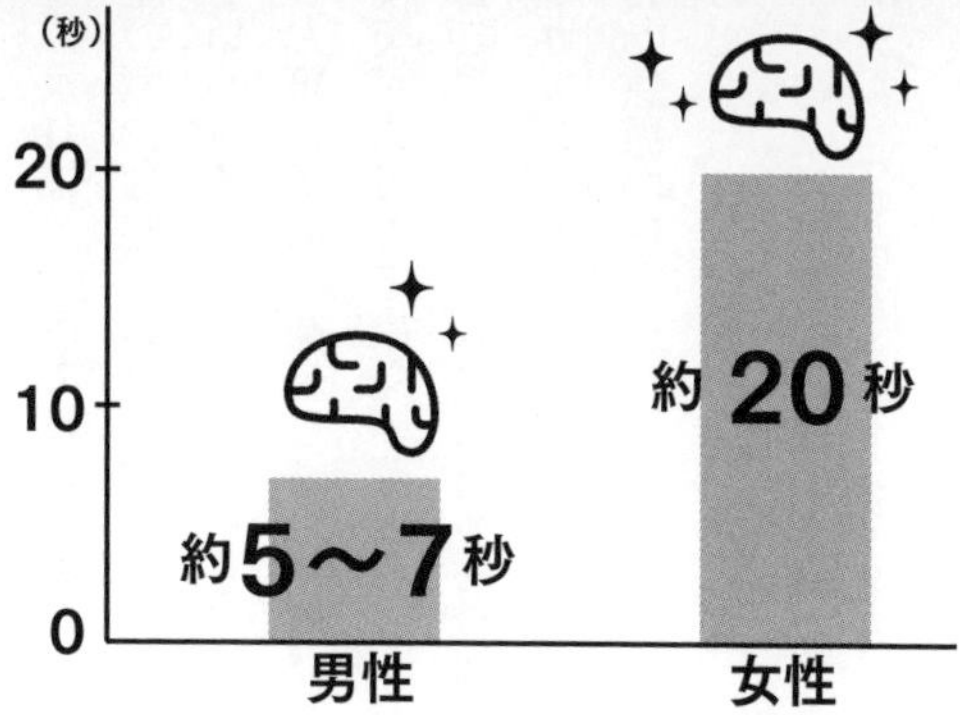

オーガズムに達している最中の女性の脳を、PET（陽電子放射断層撮影）装置という当時の最新映像装置で観察したところ、**脳内では快感中枢のみが働いており、ほかの機能はすべてストップしていた**という。

さらに、脳内麻薬と呼ばれているエンドルフィンやドーパミンという物質が大量に分泌されていて、この上ない幸福感に包まれている状態だということが証明された。

《出産の痛みと引き換えに

なぜ、ここまで女性のオーガズムは強

いのか。

一説によれば、**出産の痛みとの引き換え**ではないかといわれている。

出産の際には激しい長時間の痛みが伴い、その痛みは「鼻からスイカが出るような」といわれることも多い。もし、この痛みを避けるために生殖行動をやめてしまえば、人類の子孫は減少してしまう。それを避け、人類が生殖活動に励むように、強い快楽があるのではないかということだ。

そして、オーガズムには重要な役割もある。

オーガズムに達すると、膣の入口が収縮してペニスを押さえる。そして、そのとき生じた急激な圧力差によって、流れ込んできた精子を子宮内へと強く吸い込んでいるのだ。

〝イク〟ことはただ単に快楽を得ているだけではなく、子孫繁栄にも役立っているのである。

卵細胞は思春期までに97％減？

——高齢出産が難しいワケ

女性は、胎児のころから、すでに卵子の元になる卵原細胞《らんげん》を持っている。**受精20週目になると、卵原細胞は700万個**もの数になるが、生まれてきた頃には200万個に減少している。

その後も200万個が無事に育つわけではなく、約100万個は成長が止まったままで、残りの100万個も時がたつにつれて退化する。そして、**思春期に入った頃には20万～30万個ほどになってしまう**のだ。

思春期になると、視床下部から性腺刺激ホルモンが、脳下垂体からは卵胞刺激ホルモンが分泌され、排卵の命令が出る。そうして約28日周期で、成熟した卵子が1個ずつ左右の卵巣から排出されるのだ。

その後、卵子は卵管采《らんかんさい》を通って精子との出会いの場である卵管膨大部《ぼうだいぶ》へと移動。

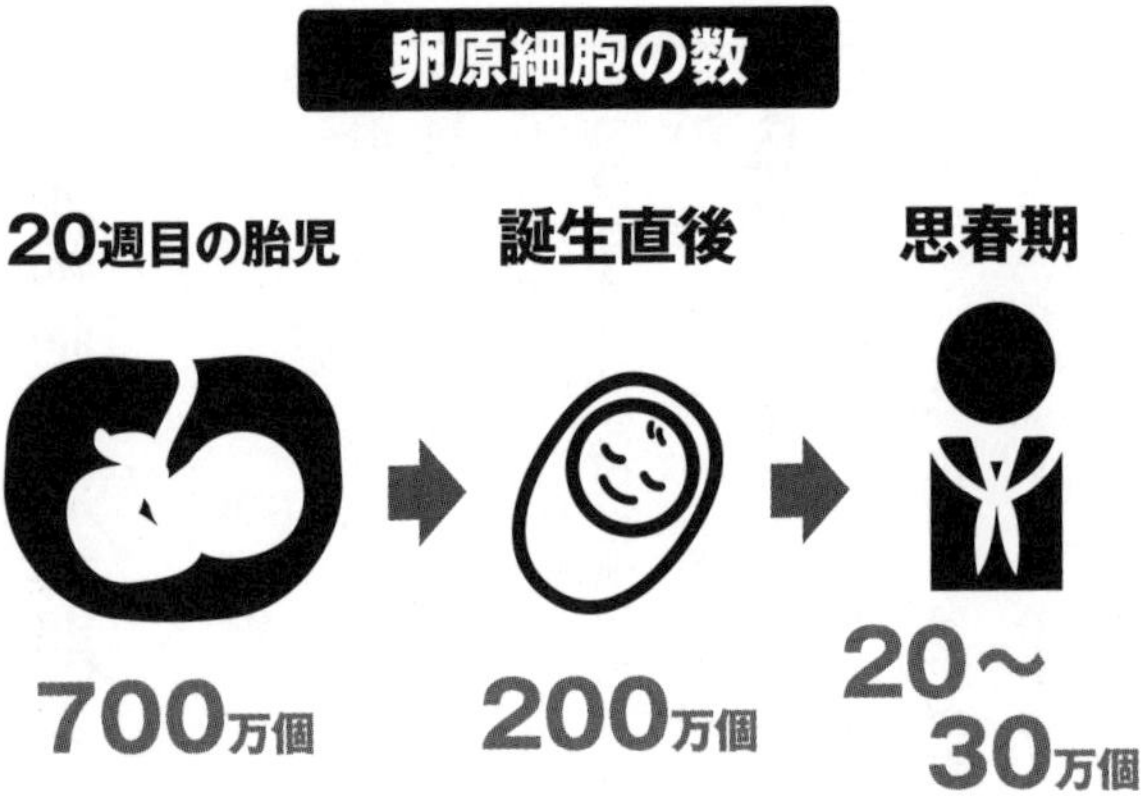

ここで精子と出会えば受精が完了し、新たな命がはじまるのだ。

« 一生で生める子どもは４００人？

このように、排卵がある時期が一生で30～40年とすると、排卵できる数はおよそ４００個。

つまり、あくまで理論上ではあるが、女性は一生のうちに、最高で４００人の子ども産めるということなのだ。

ちなみに、**産んだ子どもの世界最高記録は、18世紀のロシアでの69人**である。40年間で産んだ子どもの中には、４つ子が4組、3つ子が7組、双子が16組含まれている。

ただ、卵子さえあれば誰でもすぐに妊娠できるというわけでもない。どうしても、年齢が進むにつれて卵子の数は減ってしまい、質も下がってしまう。

卵子の質を下げず、妊娠しやすい体質になるためには、まず卵巣の血液の流れをよくすることだ。

効果的なのは、ウォーキングや散歩などの穏《おだ》やかな有酸素運動やストレッチ。そして、バランスのよい食生活によって、5大栄養素――炭水化物（糖質）、脂質、タンパク質、ビタミン、無機質（ミネラル）を偏《かたよ》らずに摂取することが重要だ。

活性酸素の発生も卵子の発育を阻《はば》む原因となる。これを少しでも防ぐためには、タバコはもちろん避けるほか、大きな発生要因となるストレスをできるだけ取り除く必要がある。

このような生活を続けることが、卵子の質をキープすることにつながるのだ。

精子は1日1億個誕生
――だから男は出したがる!?

1日につくられる精子の量は、約5000万～1億個である。

精子が生産されている場所は精巣（睾丸《こうがん》）で、ここにつまっている精細管の内壁にある精祖細胞《せいそさいぼう》が精子のもとだ。この精祖細胞が74日かけて、3回分裂し、変態した後、精子となる。

精子となった後にすぐ射出されるわけではなく、いったん精巣上体管《じょうたいかん》に2週間ほどとどまり、その中で成熟し、無事体外へと飛び出していくのだ。

射精1回分の精液は2・5～3・5ミリリットルほど。そして**精液の中には、平均で1ミリリットル中1億個もの精子が含まれている**ので、1度に少なくとも約2億5000万個もの精子を放出していることになる。

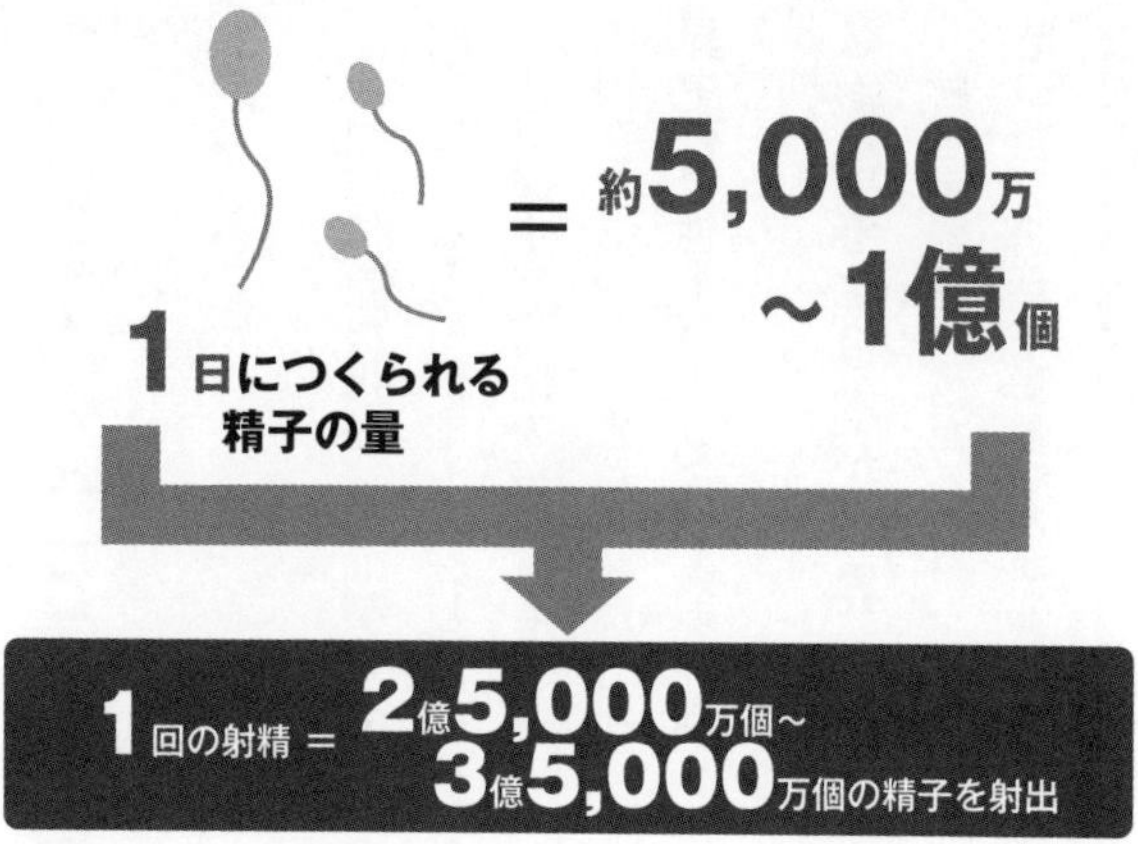

卵子にたどりつくだけで一苦労

しかし現在は、1ミリリットルあたりの精子数が1600万個未満の男性は不妊症と診断される。相当な数ではあるが、なぜこの量でも不妊症なのか。

それは、通常の1回の射精で射出される**2~3億個の精子たちの中でも、卵子までたどりつける数は100個ほど**と、非常に少ないため。さらに無事受精を果たすのはその中の1個なのだから、精子と卵子との出会いは奇跡に近いことなのだ。

日本人のペニスは平均12・6cm

——「大切なのは長さじゃない」はホント？

かつて情報提供サイト「ターゲットマップ」が発表した「世界ペニスサイズ地図」によると、日本人の勃起時のペニスの長さ平均は12・6センチだった。1位はコンゴ民主共和国の17・9センチで、そのほか上位を占めたのは中南米やアフリカの国々であった。また、英国のケヴァン・ワイリー氏とイアン・アードレイ氏が**世界中の男性1万1531人を計測したところ、長さの平均値は14～16センチ**だった。

《膨張率は日本が世界一！

膨張率ではどうだろう。アメリカ、フランスなど15カ国でペニスの平常時と勃起時の差を測り、膨張率を調査したところ、フランス人が約4センチプラスに対して、なんと日本人は約5センチプラスとかなり大きくなっていたのだ。

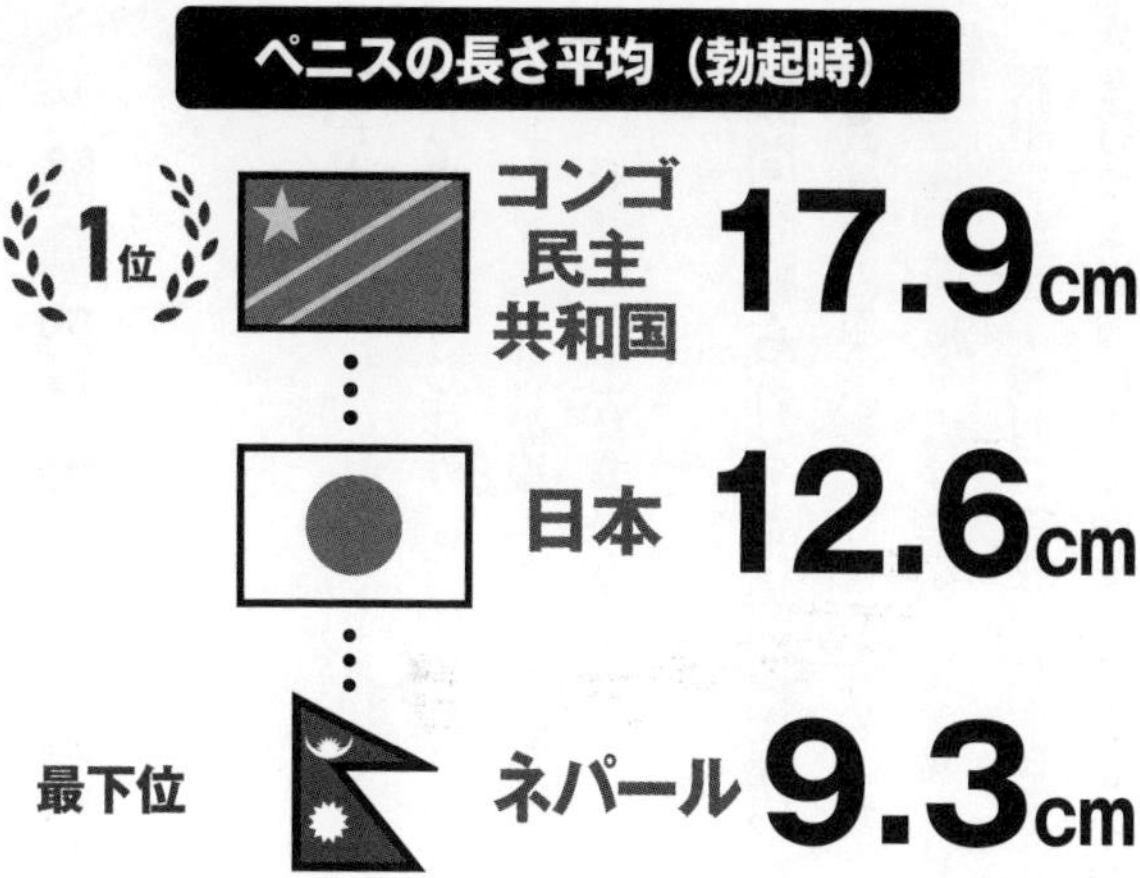

ちなみに勃起時には、通常の7倍もの血液がペニスに流れるともいわれ、このときの血液量により膨張率は変化するのだ。

ただ女性側から見れば、男性のペニスの大きさはそう問題ではない。なぜなら、女性の膣の長さは平均7センチだからだ。伸縮性があるため、体位によっては最大14センチまでは伸びるが、**最低7センチあれば女性の膣の奥には届く**。

加えて、過去に行なわれたＵＣＬＡの調査では、85パーセントもの女性がパートナーのペニスのサイズにとても満足していると答えている。男性がペニスのサイズで悩む必要はほとんどないようだ。

陰嚢内はマイナス2℃!?
――あの形はあのためにある

精子は射精された直後、ゲル状になっているが、**20〜30分後には溶けて液状となってしまう**。もし体外に射精されて37度の体に付着した場合、精子は24〜48時間で死滅する。精子は高温にとても弱いのだ。そのため陰嚢内は常に体温よりも2度ほど低い温度に保たれている。

《股間を蹴られると猛烈に痛いワケ

陰嚢はこの温度を死守するための様々な能力を持っていて、暑いときは皮が伸びて熱を逃す面積を広げようとし、寒いときは縮んで熱を温存しようとする。

精巣は生後1カ月ごろまではお腹の中にあり、その後、陰嚢内に下りてくる。**陰嚢を打つとお腹にまで響くすさまじい痛みがあるのは**、神経が内臓とつながってい

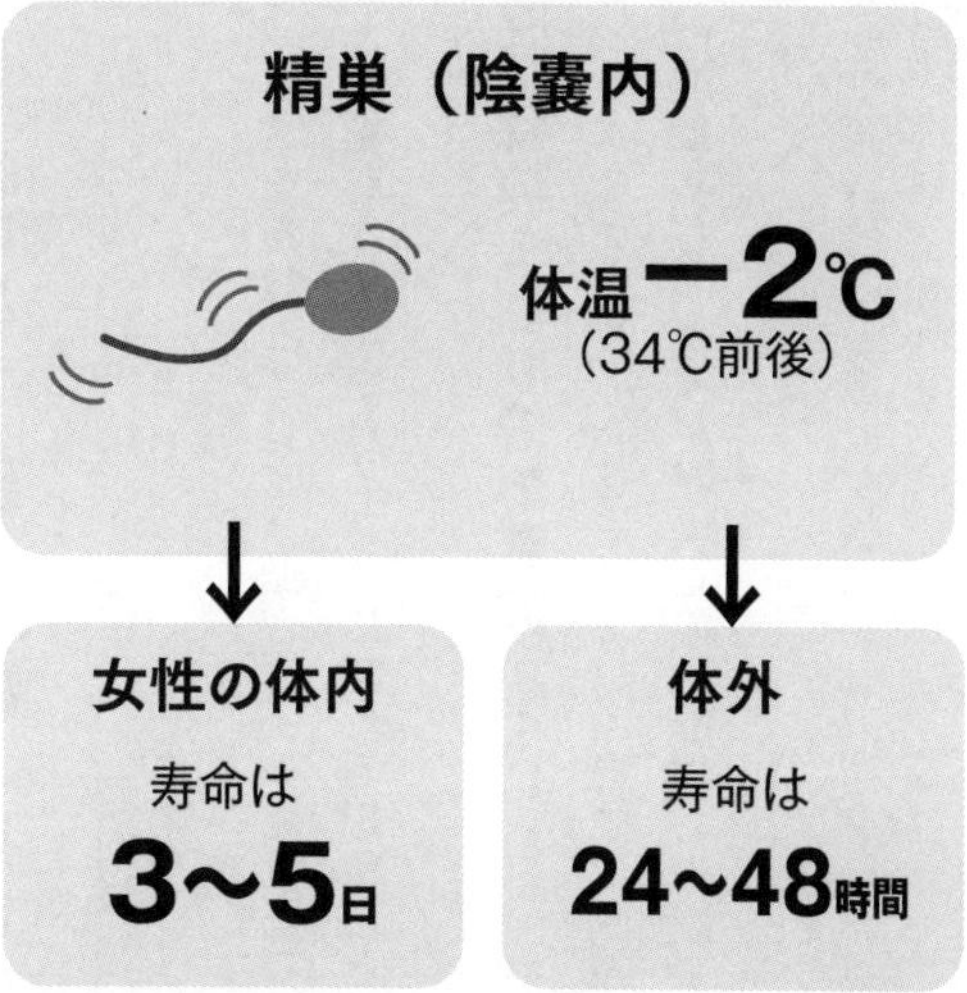

るからなのだ。

ちなみに、女性の体内に射精された場合の精子の寿命は3~5日ほど。

これは精液に、ナトリウム、タンパク質などさまざまな栄養素がつまっているほかアルカリ性の液体も含まれているため。

細菌を殺すために酸性となっている膣を中和することで、精子が卵子に出会う環境を整えているのである。

行為中は1000μV《マイクロボルト》の電波が脳を破壊!?
――まさしく〝刺激的な夜〟に

セックスを複数回すると、頭がボーッとなることがある。一説では、セックスをすると脳細胞が破壊されるために起こる現象だという。

《通常時の100倍の電波が!

セックスでオーガズムを感じている最中に脳波を測定すると、なんと1000マイクロボルトもの電波が発生していた。この数字は、**通常時の数十倍~100倍**にもなる。

セックス時はこの電波が脳にショックを与えるため、脳細胞が破壊されてしまうのだ。

しかも、1回のセックスで電波は数回発せられるので、脳にはかなりの刺激が与

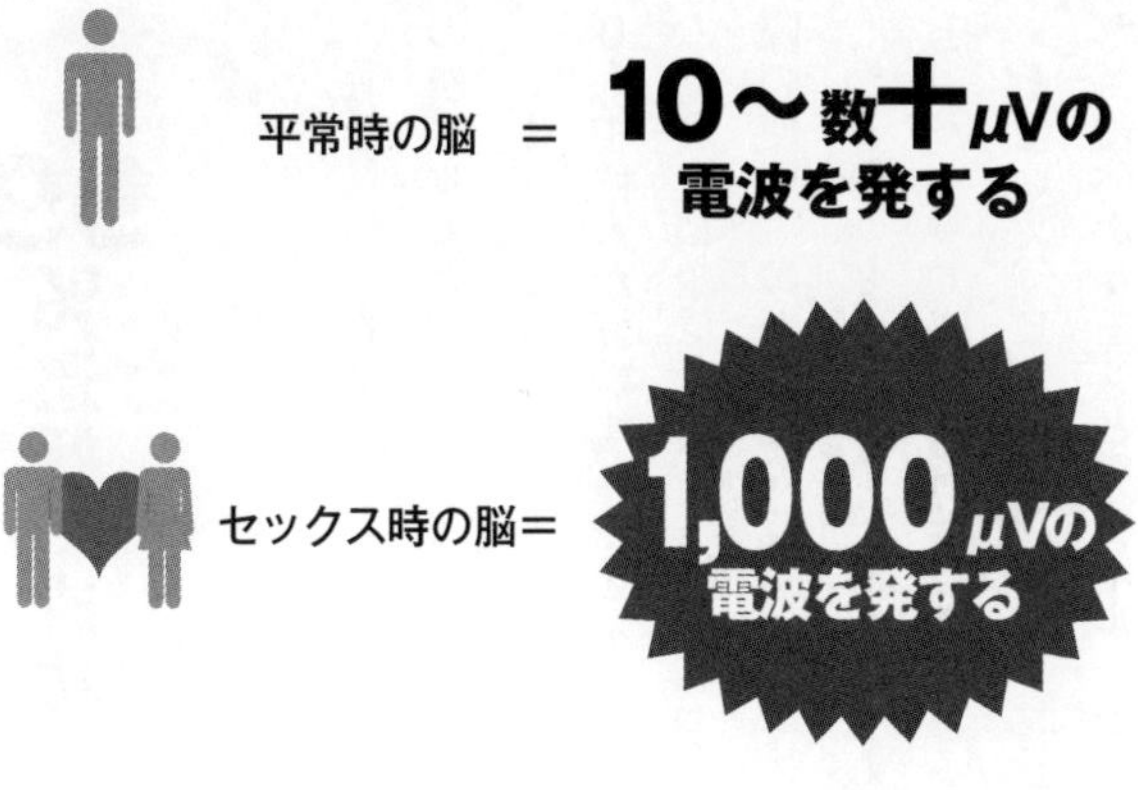
平常時の脳 ＝ 10～数十μVの
電波を発する
セックス時の脳＝ 1,000μVの
電波を発する

えられていることになる。

しかし、脳細胞を破壊するのは、セックスだけではなく、ほかにもストレスや感情の起伏、徹夜など、様々な要因がある。

そもそも生きているだけで、老化現象によって脳細胞は日々破壊されているので、過度に心配する必要はないだろう。

逆に、セックスには悪い要因だけでなく、心身の満足によるリラックス効果や、免疫力を高める効果があるともいわれているため、一概に害があるとはいえないのだ。

99%避妊に成功するピル
——それでも失敗しないために

避妊具の代表格、コンドーム。しかし実はこのコンドーム以上に避妊に効果的なのがピルである。

妊娠率を示す「パール指数」によって、1年間でその避妊法を行ないながら100人中何人が妊娠するかを示してみると、「理想の使用」をした場合で、コンドームは2、ピルは0・3程度。誤った使い方をしている人がいることも想定した「実際の使用」の場合で、コンドームは18、ピルは9程度となった。

つまり、ピルは、飲み忘れず正しく服用すれば、その避妊率は99パーセント以上と、かなり効果的な避妊方法であるのだ。

とはいえ、ピルはコンドームに比べるとまだあまりポピュラーではない避妊方法だ。黄体ホルモンと卵胞ホルモンが配合された飲み薬で、服用方法に特徴があり、

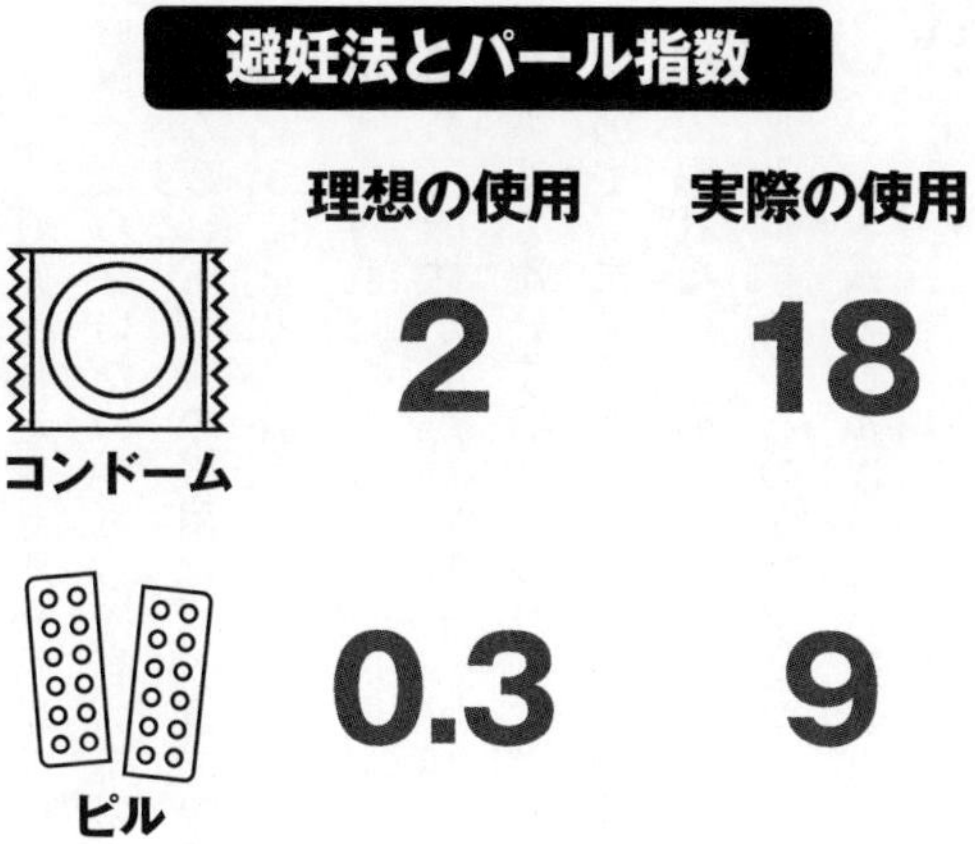

月経開始日から21日間飲み続け、7日間服用を休む。

ピルは、薬局やドラッグストアでは取り扱っていないので、入手するためには、クリニックなどでピルの処方《しょほう》をお願いする必要がある。価格は病院によっても異なってくるため、事前に調べておくのがおすすめだ。

妊娠を錯覚させる？

ピルは女性の子宮の中で、ウソの妊娠状態をつくる働きをする。**ホルモンが血液中をまわると、下垂体が妊娠だと勘違**いして、卵巣への刺激をストップし、排卵をしなくなる。これが、ピルの服用によって避妊できるメカニズムだ。

また、妊娠を促進させる頸管粘液《けいかんねんえき》の分泌がピル服用によって減る結果、子宮内膜も厚くならないため、さらに高い確率で避妊することができるのだ。

ちなみに、**ピルの服用は、子宮内膜症《ないまくしょう》や月経痛、子宮筋腫《きんしゅ》の予防にもなる。**

かように恩恵《おんけい》は様々だが、ひとつ注意したいのが飲み忘れ。ピルは決まった時刻に飲まなければならない。12時間以内の遅れであればセーフだが、それを超えると妊娠の可能性が上がってしまう。24時間遅れてしまった場合は、コンドームなどほかの方法で避妊するのを忘れずに。しかし、これも服用期間などによって個人差があるので、まずは処方した医師に相談するのをおすすめする。

飲み忘れないためには、携帯のアラームを使ったり、歯を磨いた後に必ず飲むなどのルールをつくるのが効果的だ。

コンドーム、ピル以外にも避妊方法は様々あるが、避妊で最も大切なのは、お互い相手任せにするのではなく、パートナーとしっかりと相談しておくことだ。

セックスで死亡率が1/2に？

――イギリスで行なわれたマジメな調査

イギリスで行なわれた調査によると、**セックスを週2回以上行なう男性は、週1回未満の男性より、なんと死亡率が約半分であった。**

また、脳卒中や心臓病などの血管系疾患も少ないという。週2回以上の頻度でセックスしている男性は、総じて健康体なのだ。

これはいったいなぜなのだろうか？

まず1つに、単純に**運動量が上がる**ことがあげられる。セックスをして体を動かすことで、血行がよくなり、健康に結びつくのだ。

2つ目にあげられるのは、**免疫細胞が活性化される**ことによって、免疫力が上がること。細菌やガン細胞を減少させてくれるのだ。

男性が年間に行なったセックスの回数

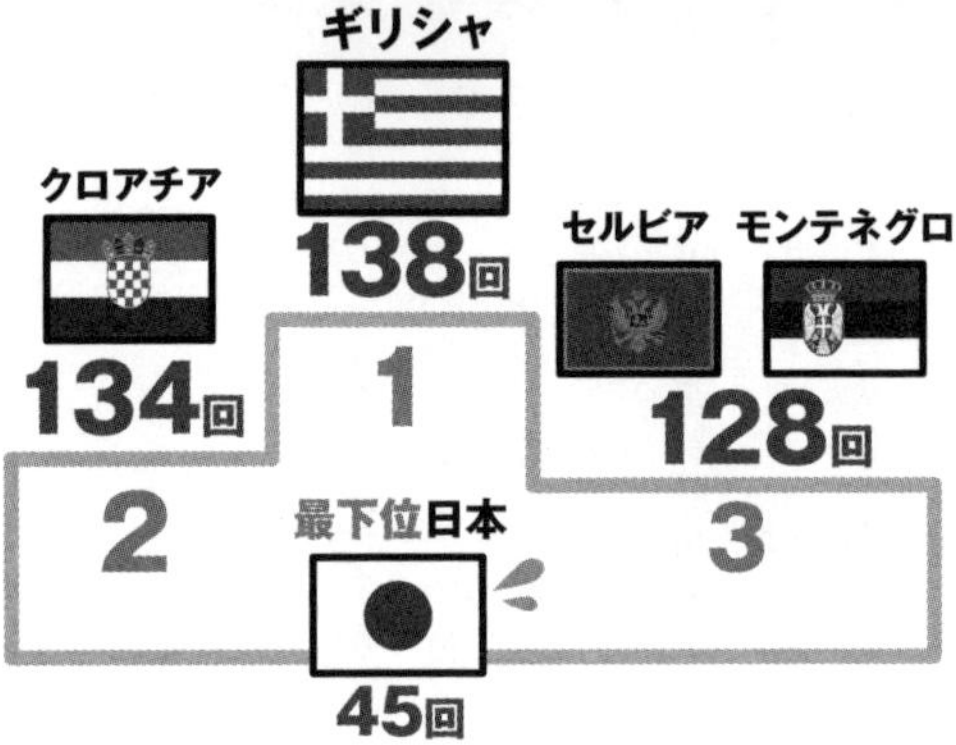

《 風邪・ガン予防にも？ おそるべしセックスの力

アメリカ、ペンシルバニアのウィルクス大学では、冬に週1~2回セックスをすることで、免疫が上がり、風邪《かぜ》に感染する可能性が減るという研究結果も出ている。

そのほか、病気別でみれば、**週5回以上射精している男性は、前立腺ガンのリスクが3分の1となった**というデータもあるのだ。

さらに、セックスは精神面の向上にもプラスの作用がある。

スコットランドで行なわれた女性24人、男性22人の実験によれば、セックスによって、ストレスの軽減がみられたという。

また、セックスによって快感を得た脳は、セロトニンやドーパミンなど様々な脳内ホルモンを分泌。セロトニンには体をストレスから守る効果があり、ドーパミンにも脳を覚醒《かくせい》させて、創造性を引き出す効果がある。

やりすぎる必要はないが、数々のデータが示していることから、定期的なセックスは立派な健康法だといえそうだ。

しかし、**世界からみれば、日本は年間セックス数が45回**とかなり少ない。世界1位のギリシャは138回と日本の3倍以上の回数となっている。5位のフランスとチェコでも120回と、3日に1度は行なっている。

日本では、快楽ばかりを求めないことが美徳のような風潮《ふうちょう》があるが、こんなに健康にいいのであれば、もっと積極的に行なうべきだといえるだろう。

おっぱいは2つとは限らない

――そういえばブタには14ある

おっぱいのもとである乳腺は1対だけではなく、脇の下から股のつけ根あたりまで、**9対ほど備わっている**。

ブタを想像するとわかりやすい。ブタは多産の動物であるため、乳腺が発達していて14個ものおっぱいを持っている。そうすれば、子どもたちに一斉に乳を飲ませることができるからだ。

人間は、2つあれば十分に事足りるため、ほかの乳腺は発達しなかった。しかし、実は20人に1人ほどの割合で、2つ以上のおっぱいを持っている女性が存在するのである。

ただ、普通のおっぱいと同じくらいの大きさになっているわけではなく、少しだけふくらんでいたり、ふくらみはなくても乳頭があったりする程度だ。

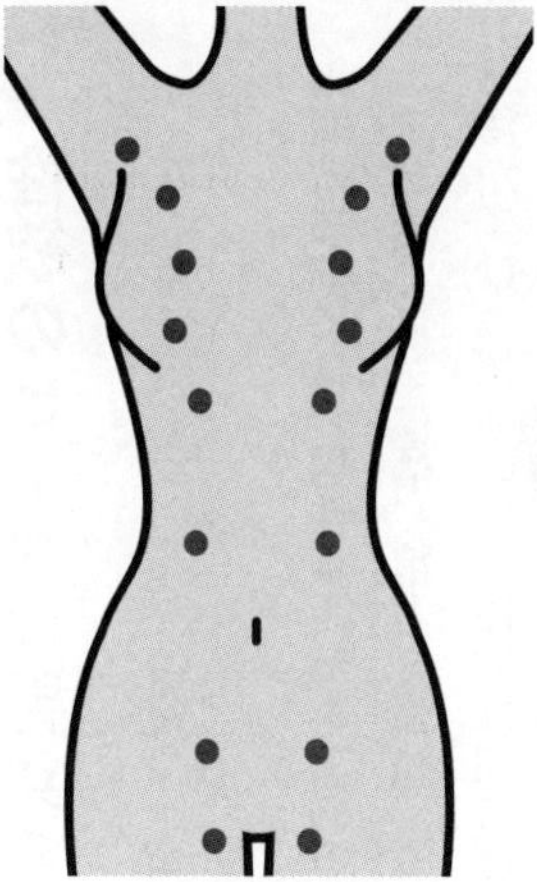

副乳は合計16個

ほとんどはイボやホクロくらいの大きさなので、この副乳《ふくにゅう》の存在に気づかない人も大勢いる。

《あの有名彫刻にもあった⁉ 3つ目のおっぱい

また、古代ギリシャで彫刻《ちょうこく》された**ミロのビーナスにも副乳が存在**する。

ギリシャ神話で愛と美の女神とされる彼女。実は、脇とおっぱいの間に3番目のふくらみがあるのだ。しかし、わずかであったため、長年見落とされてきてしまったようだ。

性欲のピークは男女で20年差

――「年下彼氏」か「年上彼女」がいい？

人間の性欲には、男性ホルモンであるテストステロンが深く関わっている。テストステロンには、精力を強め、闘争本能を刺激する性質がある。このホルモン分泌が多ければ多いほど性欲は高まる。

男性は19歳のときにテストステロン分泌量のピークを迎えるため、性欲も19歳が最高潮。

その後、性衝動は年々低下する。ただし、人によっては70代でも高い性欲をキープしていることがある。

《女性ホルモンが減少すると性欲はアップ！

女性にもテストステロンは存在する。

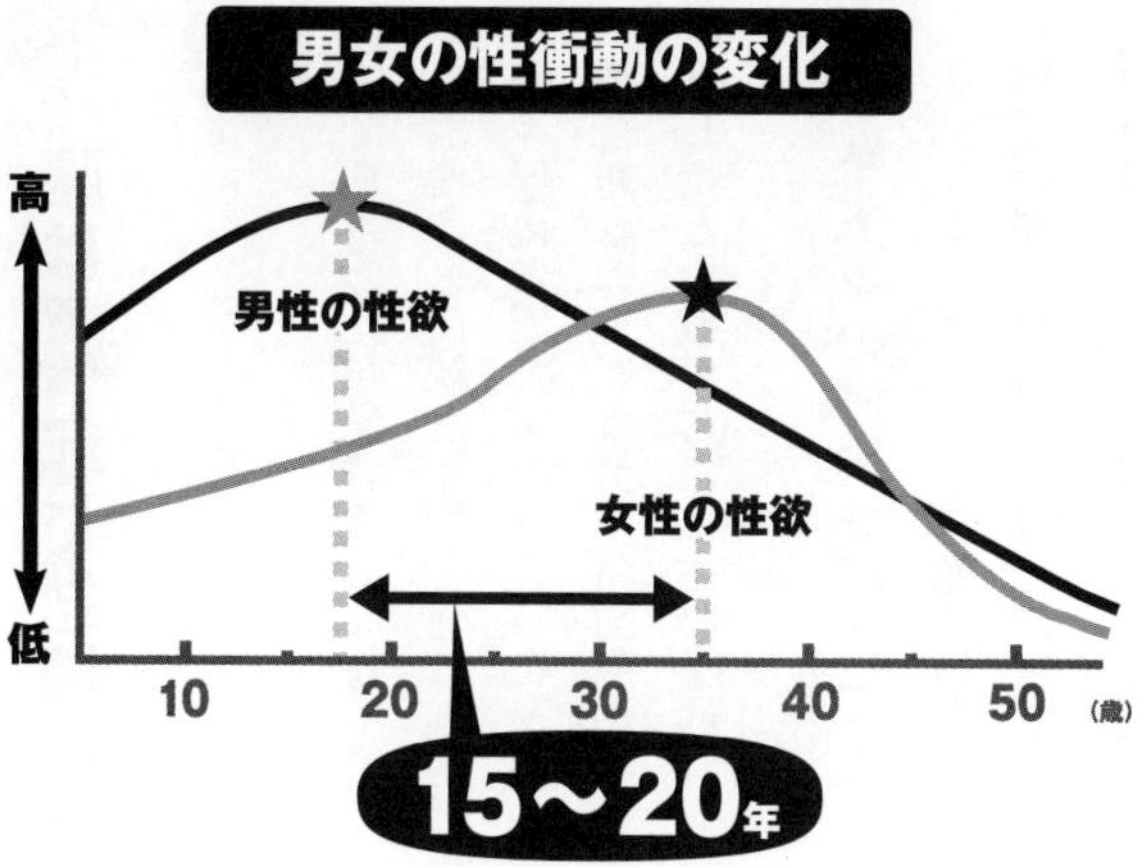

女性らしい体つきを促進する女性ホルモンであるエストロゲンが減少しはじめる35歳前後、反比例してテストステロンが増加。すると一時的に性欲が増し、その状態が数年~10年ほど続く。この時期が女性の性欲のピークなのだ。

その後もエストロゲンは減少し続け、性欲も後退。ただし、**性的パートナーがいれば、エストロゲンの減少率は低下する**。

このように、男女の性欲のピークには10年以上のギャップが存在していたのだ。お互いを理解するのはやはり、なかなか難しいということか……。

脳は4年で結婚に飽きる
――「情熱的」でなくなっても

アメリカの人類学者であるＨ・Ｅ・フィッシャーは、１９４７年～１９８９年までの国連の人口統計年鑑を元に、約60カ国の夫婦たちの結婚年数を調査。その結果、結婚４年後に離婚率が高まることがわかった。

調査対象の夫婦は皆、日常生活や習慣はまったく違うが、４年という数字だけは共通したという。これは生物学的な観点から説明できるそうだ。

《ドキドキの減少を超えて生まれる安心感

人間は恋に落ちると**興奮や陶酔《とうすい》をもたらすＰＥＡ（フェニルエチルアミン）**という物質が脳内に分泌される。ちなみに、この物質はチョコレートにも含まれている。

しかし、分泌量はしだいに減り、**2～3年経つとＰＥＡはほとんど分泌されなく**

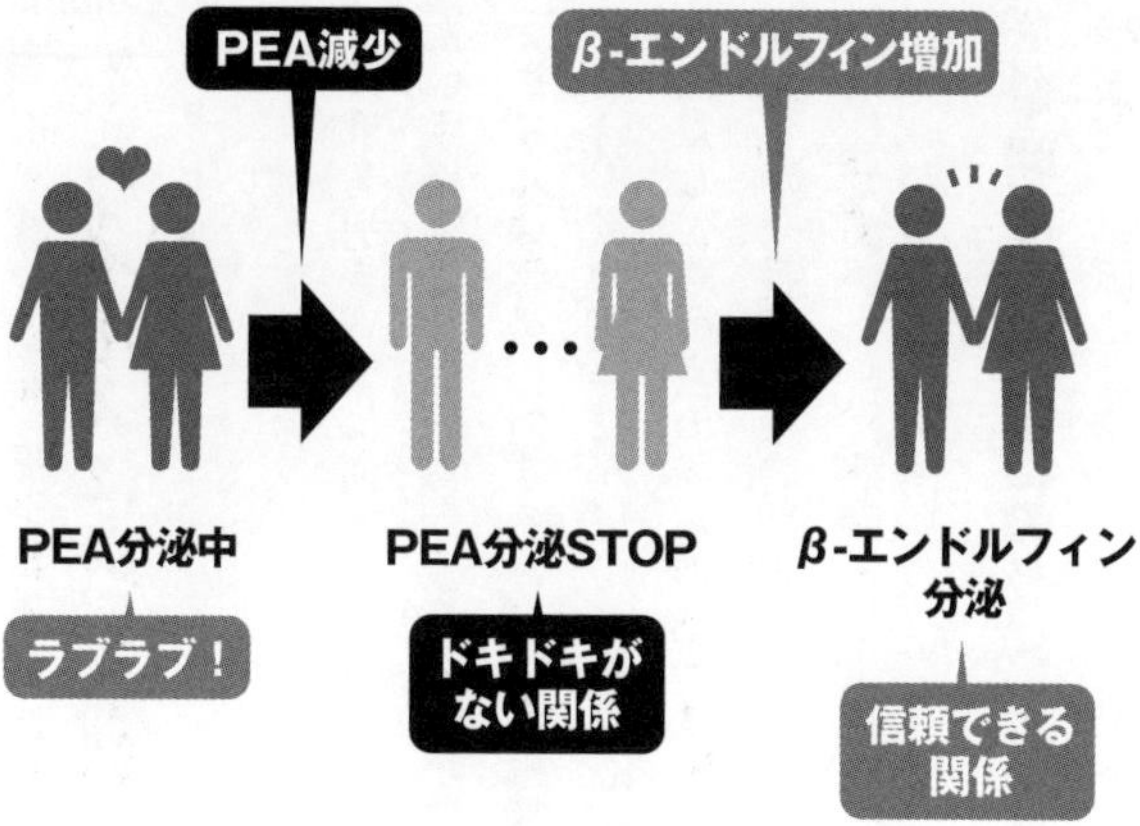

なってしまう。

すると、興奮は冷め、相手の嫌なところもだんだん目につき、情熱も冷めていく。その結果、離婚してしまう夫婦も増えてしまうのだ。

ただ、その後PEAが減るとともに増えるのがβ-エンドルフィンという脳内物質だ。この物質は、リラックス作用を持っており、安心感や多幸感も与えるという。

そのため、常に情熱的とはいかなくとも、落ち着いた関係に満足し、一生にわたって結婚生活を続ける夫婦も多くいるというわけだ。

Column

人体と時間の不思議な関係

ウイルスによる風邪は午後2時～10時に発熱！

風邪を引き、朝は何ともなかったのに午後から急に具合が悪くなって発熱した、という経験はないだろうか。この現象には科学的な根拠がある。

ウイルス感染に対する体の免疫機能は、午後になると活発になる。そのため、午後2時～夜の10時にかけて発熱することが多いのだ。

ただし、細菌性の風邪の場合は時間帯が異なる。細菌系の免疫機能は、午前5時～正午が一番活発な時間帯である。この時間帯に熱が出た場合は細菌による風邪の可能性が高いため、病院で抗生物質をもらうと治りが早くなる。

▼早朝は心筋梗塞のリスク高!?

また、動脈に異常が起こって心臓に血が行き渡らず、心臓の細胞が壊死《えし》してしまう心筋梗塞《しんきんこうそく》も、起きやすい時間がある。それは、午前7時〜午前9時頃までの時間帯だ。

朝は、体全体の調整を担っている自律神経のひとつ、交感神経が活発になる。交感神経は体を活動的にさせる役割を持つため、血圧を上昇させ、血を送り出している心筋に負担をかけてしまう。その結果、午前に心筋梗塞が起きやすくなる。

早朝の運動はよい1日のスタートとなるが、体の負担になりやすいのであまり激しい運動はひかえたほうがよい。

●参考文献

『この世を支配する恐るべき数字の謎と不思議』夢プロジェクト（河出書房新社）
『［人体］の謎 知りたかった博学知識 1』博学こだわり倶楽部（河出書房新社）
『人間はどこまで耐えられるのか』フランセス・アッシュクロフト、矢羽野薫訳（河出書房新社）
『みんなが本当に知りたかったSEXの大疑問』謎解きゼミナール（河出書房新社）
『人体の限界 びっくり博学知識』博学こだわり倶楽部（河出書房新社）
『においのはなし アロマテラピー・精油・健康を科学する』荘司菊雄（技報堂出版）
『ウソ、ホント!? 「からだの不思議」の雑学』雑学ものしり倶楽部（講談社）
『美味の構造 なぜ「おいしい」のか』山本隆（講談社）
『皮膚感覚の不思議』山口創（講談社）
『関節はふしぎ 構造からケガ・疾患、対処法まで』高橋長雄（講談社）
『性の世界記録』G・L・サイモン、石渡利康訳（光文社）
『黒のトリビア』新潮社事件取材班（新潮社）
『体のふしぎ事典』ユルゲン・ブラーター、畔上司訳（草思社）

『人体68の謎　数字からみた〝からだ〟』豊川裕之、岩村吉晃、兵井伸行（築地書館）
『大雑学１数字で知る人体』日本雑学研究会（毎日新聞社）
『思わず話したくなる「人体」のミステリー』日本博識研究所（宝島社）
『徹底図解「女」のからだＱ＆Ａ』早乙女智子監修（宝島社）
『徹底図解　人体のからくり』坂井建雄監修（宝島社）
『データでわかる人間のカラダ』日本雑学研究会（明治書院）
『トコトンやさしい脳の本』田中冨久子（日刊工業新聞社）
『「体内時計」の上手な使い方』荒川直樹（日本実業出版社）
『ボディリズム』リン・ランバーグ、住友進訳（日本能率協会マネージメントセンター）
『面白いほどよくわかる人体のしくみ』山本真樹（日本文芸社）
『「人体の謎」未解決ファイル』日本博学倶楽部（ＰＨＰ研究所）
『「人間の体」99の謎』阿部聡（ＰＨＰ研究所）
『クスリより効く〝からだ〟の雑学』永井明（ＰＨＰ研究所）
「日経ＢＰネット」https://www.nikkeibp.co.jp/
「GIGAZINE」https://gigazine.net/
「livedoor ニュース」https://news.livedoor.com/

「がん情報サービス」https://ganjoho.jp/
「厚生労働省」https://www.mhlw.go.jp/
「日刊スポーツ」https://www.nikkansports.com/
「東洋経済オンライン」https://toyokeizai.net/

本書は、株式会社アントレックスから刊行された『数字でわかる 人体の奇跡』を、文庫収録にあたり加筆・改筆・再編集のうえ、改題したものです。

数字《すうじ》でわかる　人体《じんたい》のヒミツ

著者　「数字でわかる人体の奇跡」研究会
（すうじでわかるじんたいのきせきけんきゅうかい）
発行者　押鐘太陽
発行所　株式会社三笠書房
〒102-0072 東京都千代田区飯田橋3-3-1
電話　03-5226-5734（営業部）　03-5226-5731（編集部）
https://www.mikasashobo.co.jp
印刷　誠宏印刷
製本　ナショナル製本

ISBN978-4-8379-3036-5 C0130

王様文庫

王様文庫

眠れないほどおもしろい吾妻鏡

板野博行

北条氏が脚色した鎌倉幕府の公式レポート！　◇源頼朝は「後顧の憂い」を絶ったはずだったのに…　◇最強上皇・後鳥羽院が「承久の乱」に負けた理由　◇尼将軍・北条政子は「女スパイ」⁉　◇鎌倉殿の十三人——最後に笑ったのは？　超ド級の権力闘争を描いた歴史スペクタクル！

見てきたように面白い「超古代史」

黒戌 仁

「人類創世の神々」とはいったい何者なのか——　■原始の地球を支配していたのは「大きな赤い蛇」だった？　■身長40メートルのアダムとイブ　■ギリシア神話に登場する半神半人は実在していた⁉……人類の起源から来るべき終末の暗示まで、誰もが「新しい歴史の目撃者」となる！

使えば使うほど好かれる言葉

川上徹也

たとえば、「いつもありがとう」と言われたら誰もがうれしい！　◎会ったあとのお礼メールで⇩次の機会も「心待ちにしています」　◎お断りするにも⇩「あいにく」先約がありまして……人気コピーライターがおしえる「気持ちのいい人間関係」をつくる100語。

K30611

王様文庫

気くばりがうまい人のものの言い方

山﨑武也

「ちょっとした言葉の違い」を人は敏感に感じとる。だから…… ◎自分のことは「過小評価」、相手のことは「過大評価」 ◎「ためになる話」に「ほっとする話」をブレンドする ◎「なるほど」と「さすが」の大きな役割 ◎「ノーコメント」でさえ心の中がわかる

夜、眠る前に読むと心が「ほっ」とする50の物語

西沢泰生

「幸せになる人」は、「幸せになる話」を知っている。 ○看護師さんの優しい気づかい ○アガりまくった男を救ったひと言 ○お父さんの「勇気あるノー」 ○人が一番「カッコいい」瞬間……〝大切なこと〟を思い出させてくれる50のストーリー。

つい、「気にしすぎ」てしまう人へ

水島広子

こころの健康クリニック院長が教える、モヤモヤをスッキリ手放すヒント。 ◎「他人の目」が気にならなくなるコツ ◎「相手は困っているだけ」と考える ◎「不安のメガネ」を外してみる……etc. もっと気持ちよく、しなやかに生きるための本。

K30612

王様文庫

知れば知るほど面白い！「人体」のナゾ

博学面白倶楽部

「あの現象」の〝なぜ？〟がわかる！　●関節をポキポキ鳴らしすぎた人の末路　●帽子とハゲの関係　●「鼻血が出たらティッシュを詰める」の誤解……思わず出てしまう「アレ」から、どうしても気になる「ソレ」まで、今日も体は大騒ぎ！

時間を忘れるほど面白い 人間心理のふしぎがわかる本

清田予紀

なぜ私たちは「隅の席」に座りたがるのか——あの顔、その行動、この言葉に〝ホンネ〟があらわれる！　◎「握手」をするだけで、相手がここまでわかる　◎よく人に道を尋ねられる人の特徴　◎いわゆる「ツンデレ」がモテる理由……「深層心理」が見えてくる本！

いちいち気にしない心が手に入る本

内藤誼人

対人心理学のスペシャリストが教える「何があっても受け流せる」心理学。◎「マイナスの感情」をはびこらせない　◎〝胸を張る〟だけで、こんなに変わる　◎「自分だって捨てたもんじゃない」と思うコツ……etc.「心を変える」方法をマスターできる本！

K30613